魔法のフレーズをとなえるだけで姿勢がよくなるすごい本

アレクサンダー・テクニーク教師
「難治性患者専門」理学療法士
橋しん

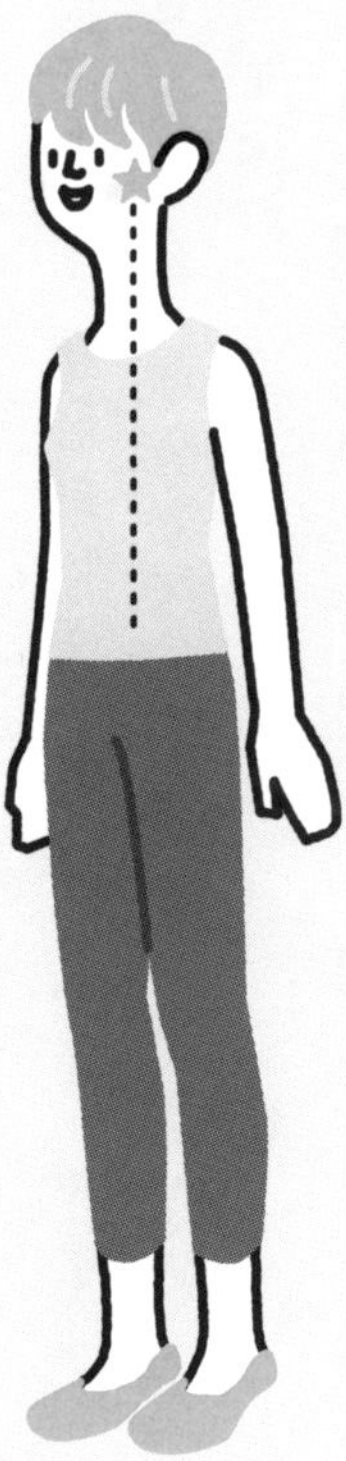

飛鳥新社

推薦の言葉

大橋先生は、僕でも他の整形外科医でも難しいと思えるケースをどんどん改善していった。まさに「特命理学療法士」だった。姿勢やさまざまな問題を抱えた患者さんを何人も送ったが、みな見違えるほどよくなるので、私はいつも驚いていた。この本では、その秘密が明かされている。「美しい」「疲れにくい」「動きやすい」理想的な姿勢を、誰もが手に入れられるだろう。

市橋クリニック院長
市橋 研一

オススメの魔法のフレーズ 4

たったひとつの言葉が
動きをどれくらい変化させるかは
武道の指導経験でよくわかっているつもりだったが、
身体の内側まで言葉で変化させる技法については
この本からはじめて学んだ。

合気道凱風館師範

内田 樹

オススメの魔法のフレーズ 2

人の身体はファッションのようにそれぞれ違い、
治療についてもパーソナルなアプローチが必要。
一方でシンプルなフレーズが
魔法のように万人に作用するとは、
新鮮な驚きでした。

ファッションデザイナー

コシノヒロコ

オススメの魔法のフレーズ 2

運動やトレーニングなどの「努力」なしで、
一瞬で姿勢を変えてしまう。

それが「魔法のフレーズ」です。

魔法のフレーズは、全部で10種類。
フレーズがもたらす「イメージ」と「感覚的な体験」によって、
体の緊張ポイントを1つずつゆるめていきます。

体がふんわりとゆるめば、ゆるんだ分だけ、
背骨や体幹はしなやかに伸び上がり、
全身を支えてくれるようになります。

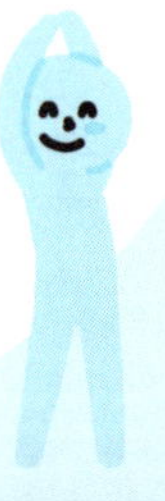

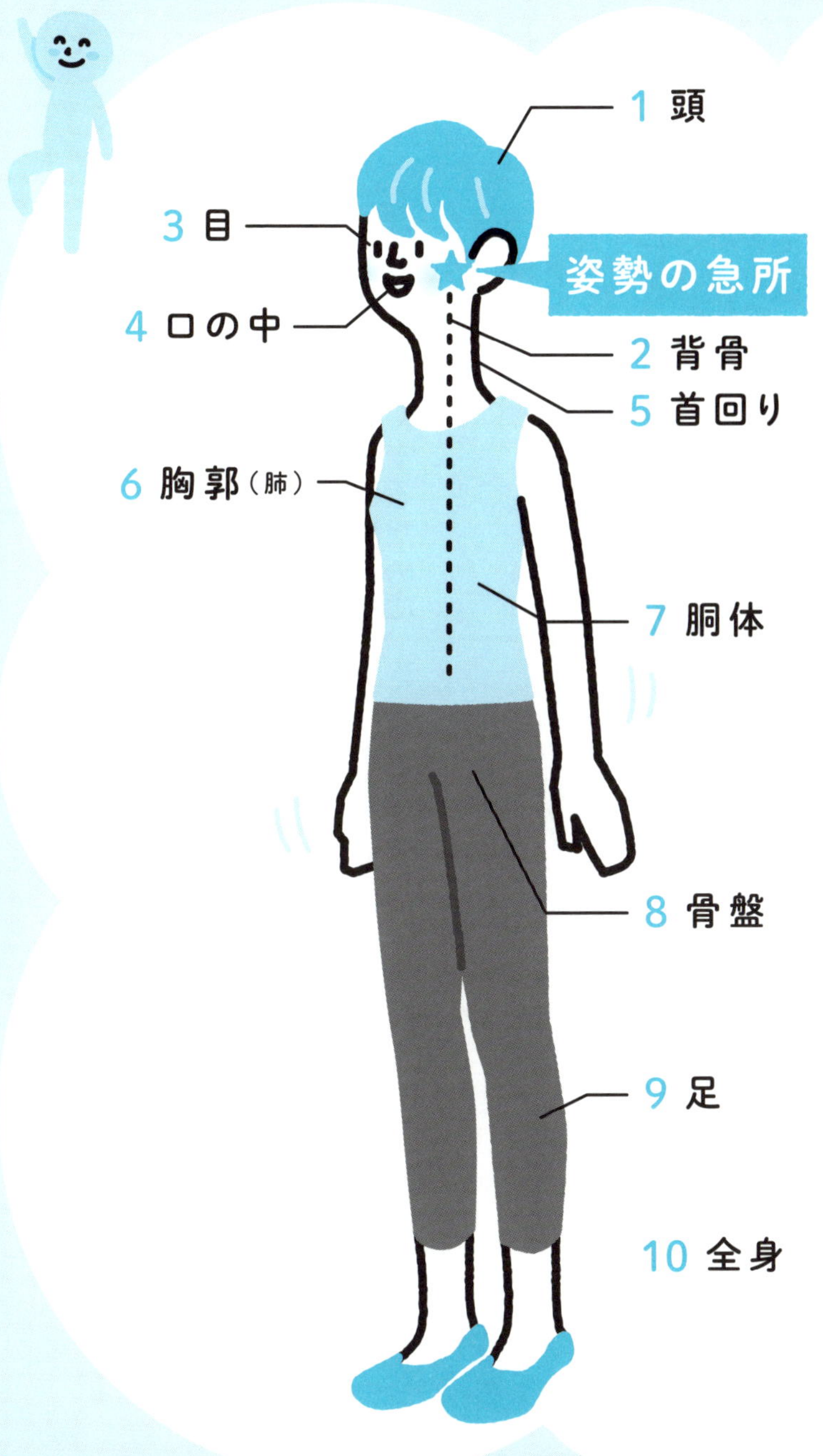
1 頭
3 目
姿勢の急所
4 口の中
2 背骨
5 首回り
6 胸郭（肺）
7 胴体
8 骨盤
9 足
10 全身

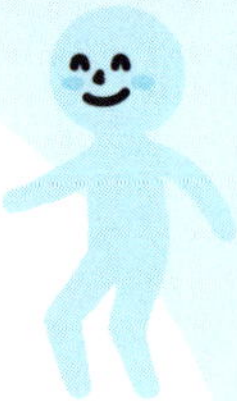

どこも圧迫されませんし、力もいりません。そのため、
「美しい」「疲れにくい」「動きやすい」という、
理想的な姿勢になれるのです。

姿勢をよくするために、**絶対にやってはいけないこと**があります。
頑張ることです。

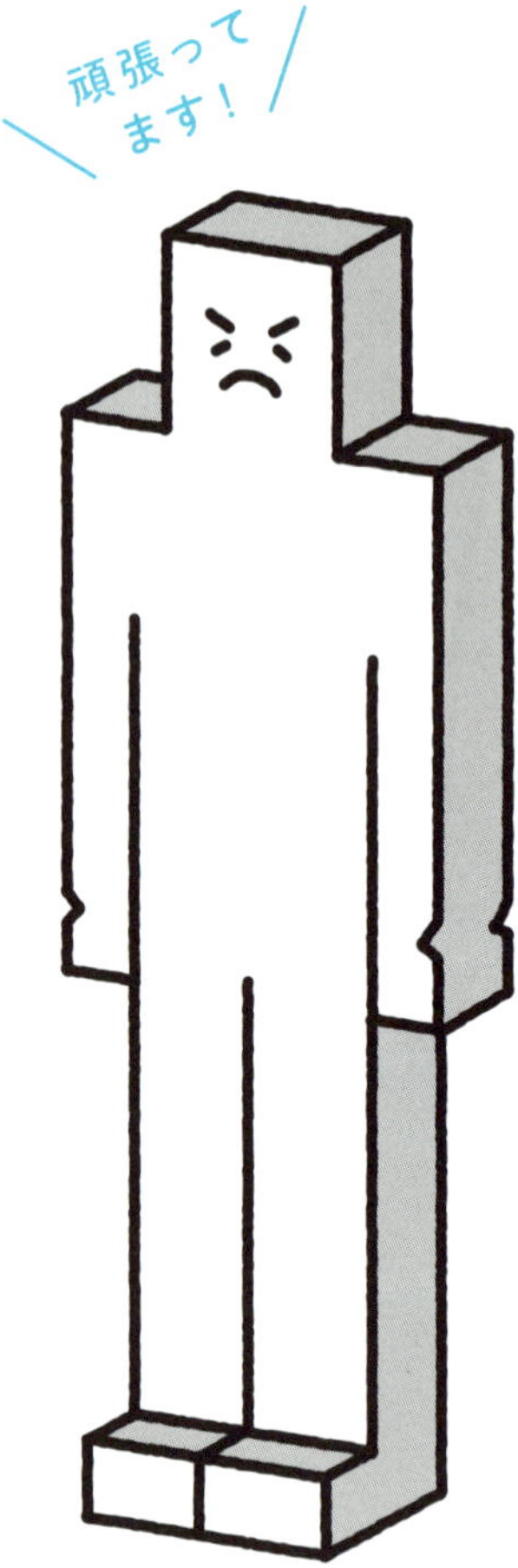

なぜなら、「頑張る」というのは、
体をかためてしまうアプローチだからです。

いわゆる「気をつけ」の姿勢は、
体をかためて支えているので、苦しいし、すぐ疲れます。
結局、**すぐに「いつものねこ背」に戻ってしまう**のです。

「魔法のフレーズ」は、
頑張らずに、身構えずに、何もせずに、気楽に、
ただ「となえる」だけ。驚くほどラクで、簡単です。

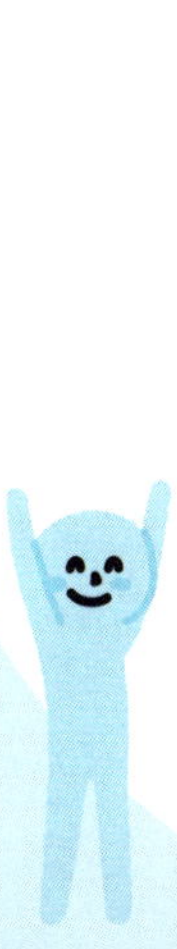

詳しくは後述しますが、**ラクで簡単だからこそ、**
「ふんわり」とゆらいだままで、「しっかり」と骨で立つ、
という理想的な姿勢になれるのです。

「魔法のフレーズ」は、めんどくさがりな人に向いています。

一方で、つい頑張りすぎてしまうあなたにとっては、
「頑張らない」「疲れない」生き方へシフトする
きっかけになるでしょう。
本当によい姿勢は、頑張らないことでしか手に入らないのです。

努力がいらない、新しい世界へようこそ！

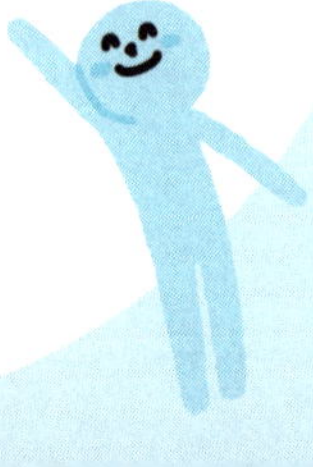

はじめに

この本は、**魔法のフレーズをとなえるだけで、姿勢がよくなる本**です。ただ姿勢がよくなるだけではありません。あなたを悩ませていた心身の緊張から解放されて、驚くほどラクで快適な毎日が送れるようになります。

姿勢をよくするためには、「姿勢が崩れてしまう原因」を正しく認識しなければなりません。いろいろな答えがあるでしょうが、私の答えははっきりしています。**私たちが無意識のうちに、心身を緊張させ、かためてしまっているから**です。

赤ちゃんのときから姿勢が悪い人なんて、いませんよね。

周りの人がすべてお世話をしてくれますし、嫌なことがあっても、泣けば誰かがケアしてくれます。心身を緊張させる必要もない、いわばとても幸せな時期です。

でも、成長すれば幼稚園や小学校という「社会」に入らなければなりません。中高生にもなれば、人間関係の悩みも増えていきます。大人になれば、仕事や家庭に対する責任もあるでしょう。

嫌なことがあったり、心配事やストレスを抱えているとき、私たちは赤ちゃんのように泣き叫ぶことはできません。その場から逃げ出したり、責任を投げ出すことも、なかなか難しいでしょう。

すると、どうするか？

その場を乗り切るために、体をグッとかためてしまうんです。

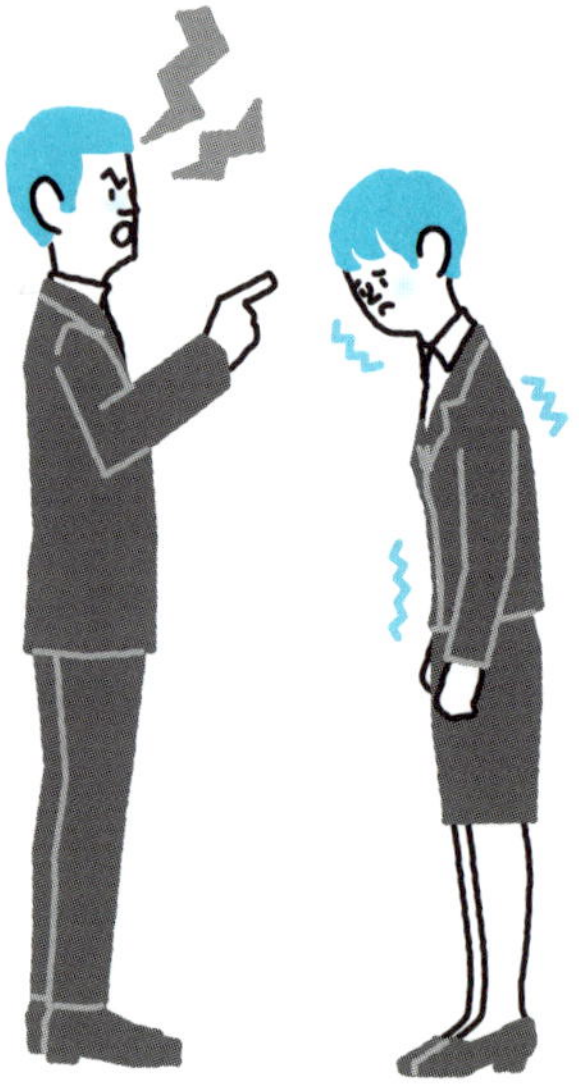

この、体をグッとかためてしまう状態を、私たちは何十年も続けています。

心身の緊張が、ゆがみやカチコチのかたまりとして蓄積された結果、出来上がるのが「悪い姿勢」です。


姿勢が悪いと、当然注意されたりします。

「背筋をピンと伸ばしなさい」

「もっとシャキっとしなさい」

私も何度も言われて、そう努力してきました。

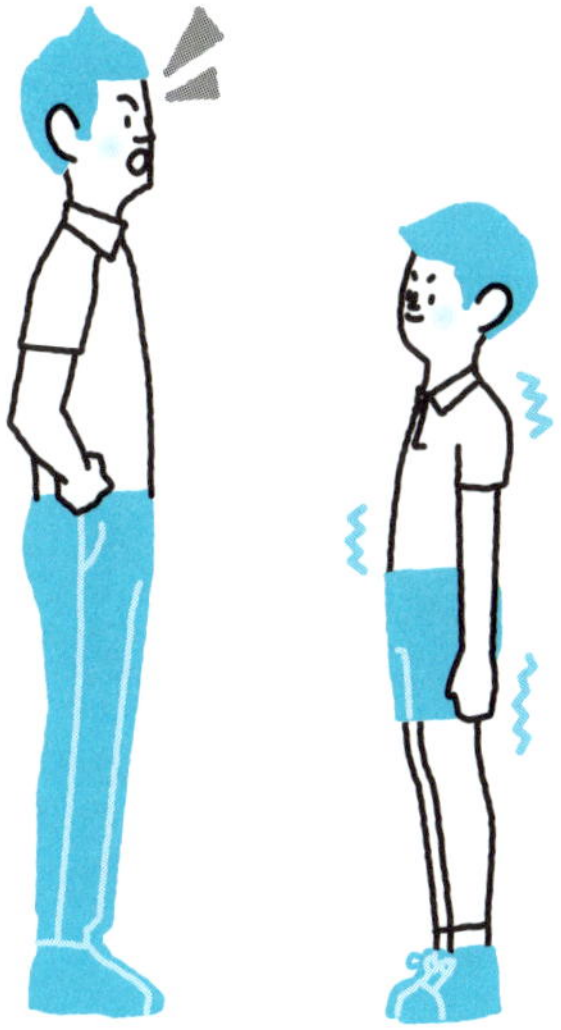

このやり方では、私には無理でした。どんなに頑張っても、まっすぐな姿勢がもつのは10分くらい。すぐ疲れてしまい、また元の悪い姿勢に戻ってしまうのです。それどころか、反動でよりいっそう姿勢が崩れていく……そんな悪循環でした。

何がダメだったのでしょうか？

答えは簡単です。**心身の緊張が原因で姿勢が悪くなっているのに、さらに心身を緊張させて「よい姿勢」をつくろうとしていた**からです。

これは逆効果でしかありません。

これらの「よい姿勢」に、「しっかり」はあっても、「ふんわり」はありません。

ここは断言したいのですが、私たちが健康的で幸せな人生を送っていくための「よい姿勢」には、「ふんわり」が絶対に必要不可欠です。

つまり、「ふんわり」と「しっかり」が両立していなければなりません。両方あって、はじめて「よい姿勢」と言えるのです。

みなさんが親や学校に言われてきたのは、「しっかり」だけではないでしょうか？

世の中には、姿勢をよくする本や、ねこ背をなおす本がたくさん出ています。

ある本は、トレーニングを勧めています。たしかに、姿勢を保つのに筋肉は必要ですから、間違ってはいません。でも、**体を「ふんわり」させるという観点が抜けているために、逆効果になってしまっています。**

まずは体を「ふんわり」させなければなりません。その結果として、背骨や体幹が伸び上がり、体を「しっかり」支えてくれるのです。

この話の続きをするにあたり、まず私の経歴を紹介させてください。

私は、アレクサンダー・テクニークの指導講師であり、その身体技法を臨床に導入して

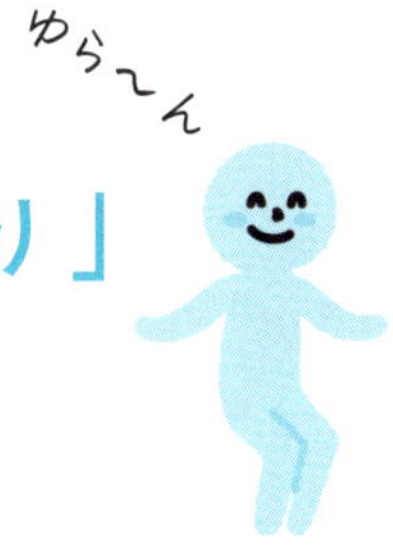

姿勢を「ふんわり」させると「しっかり」してくる！

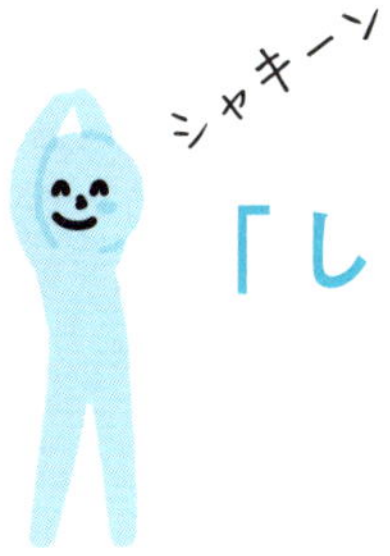

成果を上げている理学療法士です。

アレクサンダー・テクニークとは、簡単に言ってしまうと、よりよく生きるために体と心の扱い方を学ぶ学問です。ここでは、**「しようとしていないのに、無意識にしてしまっていることをやめていく、引き算のメソッド」**とだけ言っておきましょう。

ポール・マッカートニー、スティング、キアヌ・リーヴス、松任谷由実などの有名人が行っていることも知られています。

日本では知名度がいまひとつですが、欧米では大学のカリキュラムに入るくらい普及していて、医療や芸術をはじめ、さまざまな分野で幅広く活用されています。

アレクサンダー・テクニーク!

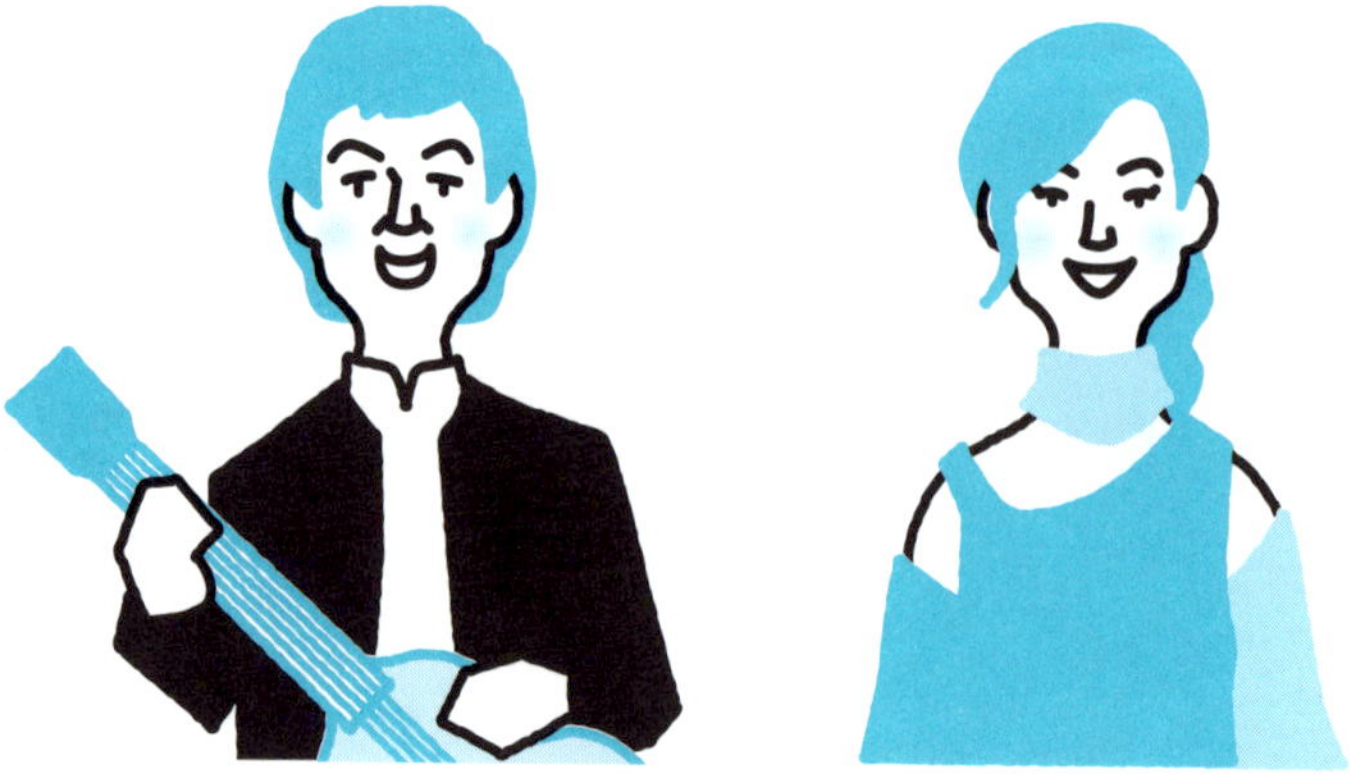

私はドイツ留学中、このアレクサンダー・テクニークのレッスンを受け、自分の背中の痛みがすぐに解消したのをきっかけに興味を持ちました。そして、帰国後に勉強を重ねて、アレクサンダー・テクニークの教師として国際認定されたのです。

私は理学療法士の資格も取っていたので、アレクサンダー・テクニークを患者さん方のリハビリテーションに活用していこうと考えました。

最初は大阪の救急病院にいたのですが、リハビリの技量を認められたことで、神戸の某クリニックに誘われ、そこで理学療法士として8年間勤務していました。

このクリニックにおける私のポジションは、普通の理学療法士と比べるとだいぶ特殊なものでした。

言うなれば、**難治性の患者専門の「特命理学療法士」**。

クリニック内に個人ブースを与えられて、難治性の疾患に苦しむ患者さんを回復させるというミッションを担っていたのです。

私のもとに送られてくる患者さんには、大学病院がギブアップするほどの難しい腰痛の人もいれば、原因不明の不定愁訴に長年悩まされ続けてきた人もいます。

また、うつ病を合併している人もいれば、交通事故後の首のケガの後遺症で裁判中の人もいます。いずれも複雑な事情があって、通常の治療ではうまく治らず、他の医療機関をたらい回しにされてきたような患者さんばかりです。

つまり、私はそういった**「他の病院でお手上げだった方々」を回復させてきた**のです。「あのクリニックでリハビリを受けると難しい病気が治る」という評判は口コミで多くの方々に伝わっていたようで、クリニックが混み合い何年も予約一杯の状態になったこともありました。

そうした難治性の疾患に悩む患者さんには共通点がありました。

ご想像の通り、姿勢が悪いのです。

姿勢が悪ければ、体の荷重バランスが崩れて関節や筋肉の機能が低下し、内臓や神経、血管が圧迫されます。その結果、多種多様なトラブルがもたらされるのです。

みなさんの中にもふだんから肩こり、首痛、頭痛、眼精疲労、だるさ、腰痛などに悩まされている方が多いことでしょう。また、浅い呼吸、動悸・息切れ、胸の圧迫感、手のしびれ、不眠、冷え、むくみ、血行不良、イライラ、落ち込み、便秘、胃腸の不調などに悩まされている方もいらっしゃるかもしれません。

これらの**不調や病気のほとんどすべてに「姿勢が影響している」**と言ったら、みなさんどう思われますか？

にわかに信じられない方もいるかもしれませんね。

私がこれまでリハビリで診てきた患者さんにも、ねこ背による慢性不調がうつ病につながっていたケースや、ねこ背による内臓圧迫が呼吸器系や循環器系の疾患をもたらしていたケースがたくさんありました。

逆に言えば、姿勢さえ改善できれば、ここで挙げたさまざまな症状も改善していけるということです。

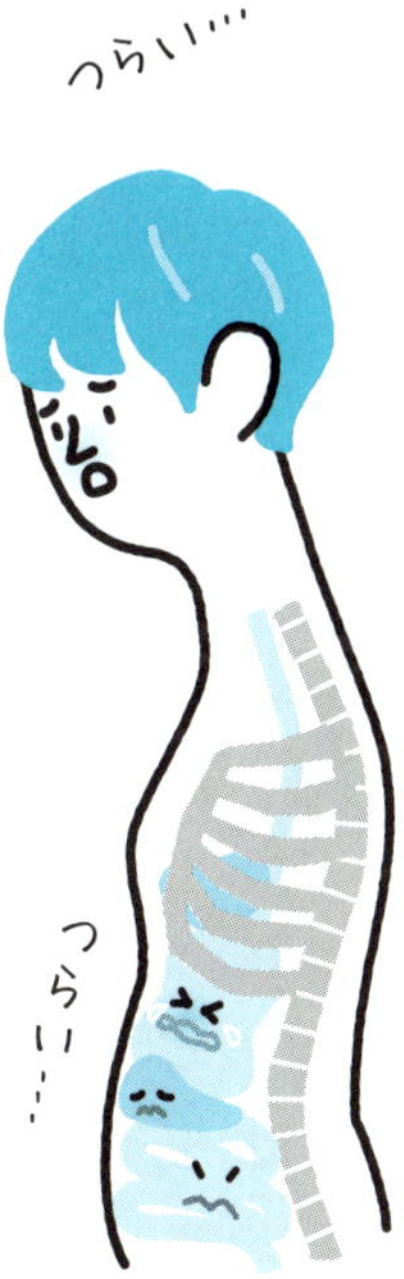

姿勢が悪くなるのは、前述のように、心身の緊張が体をかためているからです。

それが何十年も続いている状態は、あたかも、体のあちこちを緊張の鎖でがんじがらめにして、カギをかけてしまっているようなもの。頭、背骨、目、口の中、首回り、胸郭、胴体、骨盤、足……あらゆる部位が、ロックされてしまっています。

この「緊張のロック状態」は、努力で解除することはできません。そもそも**努力とは、心身をかためる方向性のアプローチ**。逆にロックを強固にしてしまうのです。

私が提案している「魔法のフレーズ」は、緊張のロックを解除していくものです。

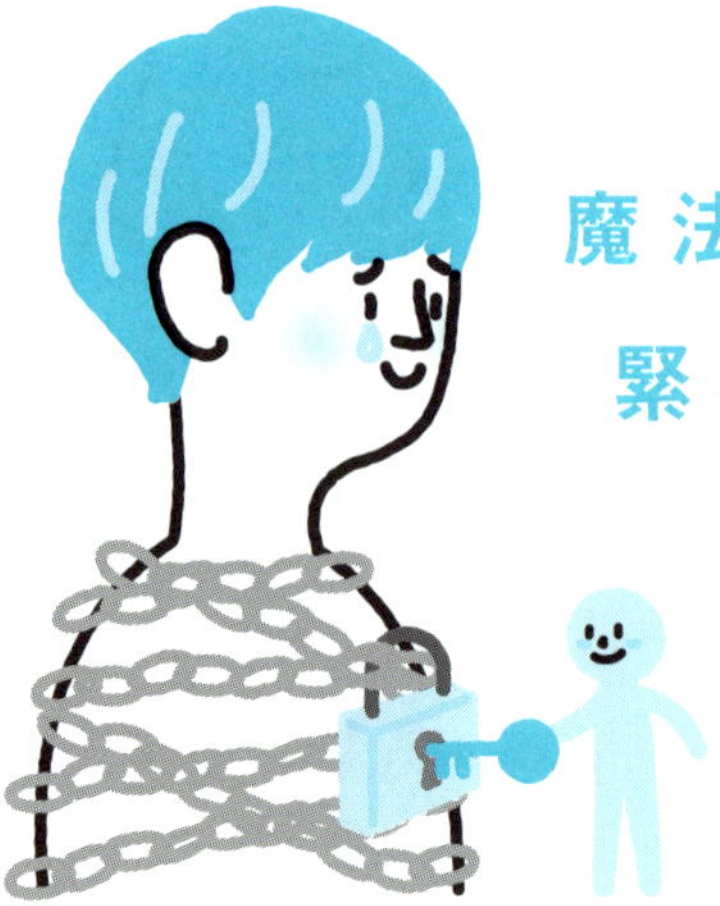

魔法のフレーズで緊張のロックを解除！

そのとき、「努力」とは真逆のアプローチをとります。

魔法のフレーズをとなえることで生まれるイメージと、そのイメージがもたらす「かたまりがとけて広がっていく」という感覚的な体験をもって、緊張に対してゆらぎを呼び込み、内側からロックを解除していきます。そして、「ふんわり」と「しっかり」が両立する姿勢を手に入れていこう、というものです。

魔法のフレーズには、3本の理論的な柱があります。

先ほどご説明した「アレクサンダー・テクニーク」に加えて、西洋医学の「理学療法」、私は太極拳も学び実践しているのですが、その中でたどり着いた「呼吸」。

この3つをベースに開発したのが、魔法のフレーズです。20年にわたる臨床経験と試行錯誤の中で、本当に「かたまりがとけてゆらぐ」ものだけを残してきました。そのパワーについて、私は絶対的な自信を持っています。

現在、私は独立してレッスンスタジオを開設しており、個人レッスンや個人向けのセッションを行っています。そこには、「姿勢をよくしたい」「ねこ背を治したい」という方も数多くいらっしゃいます。

自慢するわけではないのですが、私のセッションを受けていただければ、たいていの方は姿勢の悩みをすっきり解消させることが可能です。中には、1回のセッションでたちどころにねこ背が治る患者さんもいます。

ただ、誰もが神戸まで私のセッションを受けに来れるわけではありません。

そこで私は、姿勢や心身の緊張に悩む一般の方々向けに「即効性の高い魔法のフレーズをまとめたセルフケア本」を出版することにしました。

「努力」や「忍耐」「頑張り」「意志の強さ」は必要ありません。それに、筋トレのようなエクササイズをする必要もありません。

むしろ、**頑張ることがあなたの姿勢を悪くしている可能性は非常に高い**と思います。

頑張るのを、やめてみませんか？

そうすれば、「ふんわり」と「しっかり」が共存し、「美しい」「疲れにくい」「動きやすい」という3条件を兼ね備えた姿勢を手に入れることができます。

そして、これから先の人生を、より快適で充実したものへと変えていきましょう！

94％が改善！「魔法のフレーズ」驚きの威力とは⁉

私はこれまで、臨床の場や個人セッションで魔法のフレーズを幾度となく使用し、患者さんやクライアントの劇的な変化を目の当たりにしてきました。

口コミで患者さんやクライアントがどんどん来ていたので、データを取る必要性を感じていなかったのですが、今回の出版を機に魔法のフレーズの効果を検証してみることにしました。

姿勢のよし悪しを判定するのは意外と難しく、見た目に頼るしかありません。

まず、よい姿勢を「体の中心ラインが垂直な直線上にある姿勢」と定義しました。

中心ラインは、真横から見て「Ａ：耳の穴（環椎《かんつい》後頭《こうとう》関節の位置）」「Ｂ：肩の端（第二胸椎《きょうつい》椎体《ついたい》の位置）」「Ｃ：股関節」「Ｄ：外くるぶし」の4点を結んだものです。

「直線ＡＢとＢＣが交わる角度ｂ」と「直線ＢＣとＣＤが交わる角度ｃ」の合計が小さいほど姿勢がよくて、大きいほど姿勢が悪い、ということになります。

After

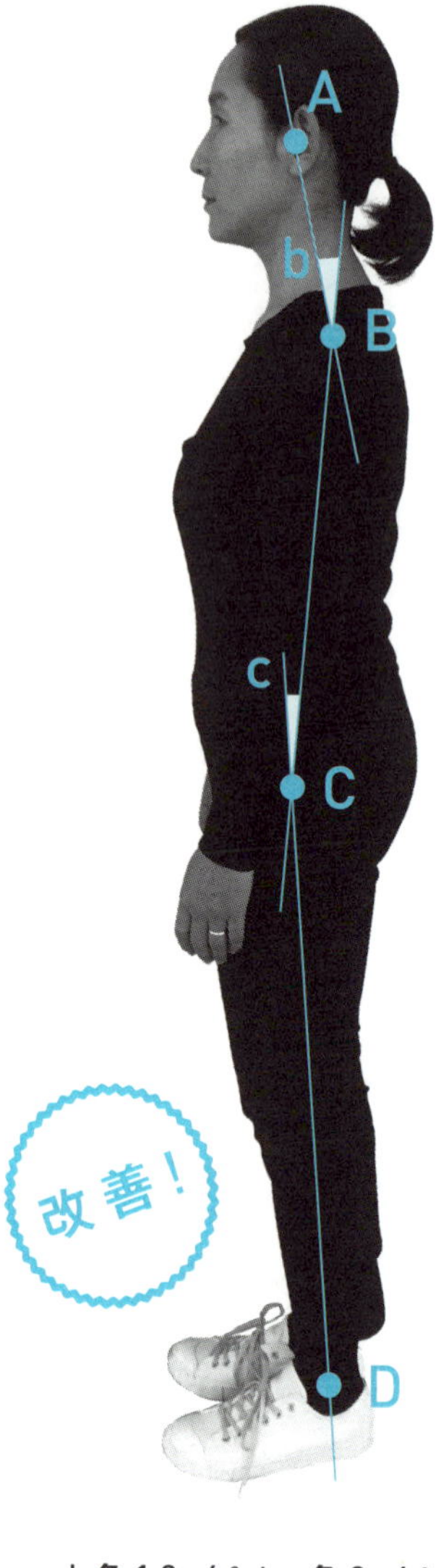

b角18.6°＋c角8.4°＝
27.0点

Before

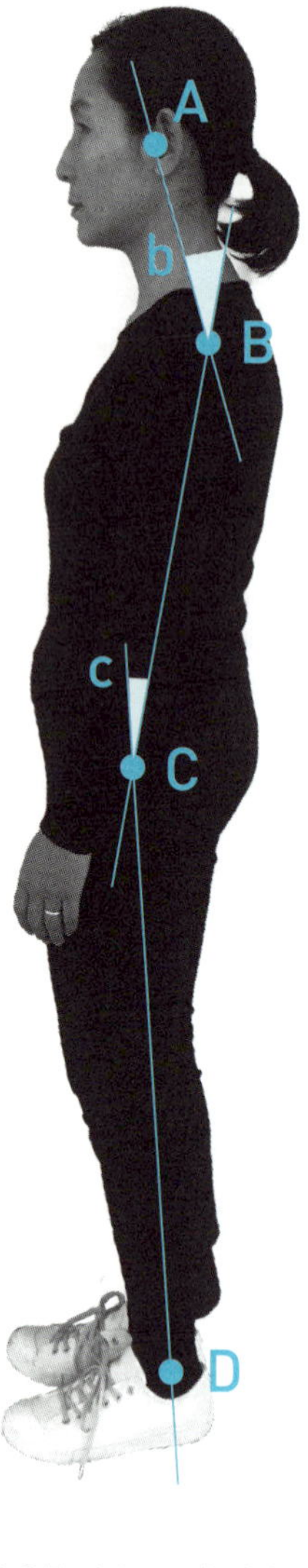

b角25.6°＋c角14.2°＝
39.8点

中心ラインの4点

Ⓐ **耳の穴**（環椎後頭関節の位置）

Ⓑ **肩の端**（第二胸椎椎体の位置）
シャツの肩と袖の境目あたりに引いた水平線の真ん中

Ⓒ **股関節**
お尻の最も厚いところに引いた
水平線の真ん中から少し前のところ

Ⓓ **外くるぶし**

計測のしかた

1. 真横から写真を撮影する
2. A～Dの4点を付けて、直線で結ぶ
3. 「直線ABとBCが交わる角度b」と「直線BCとCDが交わる角度c」の合計を出す
4. 魔法のフレーズをとなえる前と、となえた後で数値を比較する

※本調査はデジタル角度計（プロトラクター）で計測

この方法のよいところは、**姿勢を正そうとして無理やり胸を張ったり反ったりすると、かえって数値が悪くなる**ところです。つまり、「しっかり」だけではよい数値は出ません。「ふんわり」も兼ね備えて、はじめてよい姿勢だということになります。

ここで言う**「よい姿勢」とは、骨格が垂直線上にそろっていて、骨で立っている姿勢**のことです。大きな筋肉による固定作用を必要としないので、「美しい」のはもちろん、「ラク」で「動きやすい」という特徴もあります。

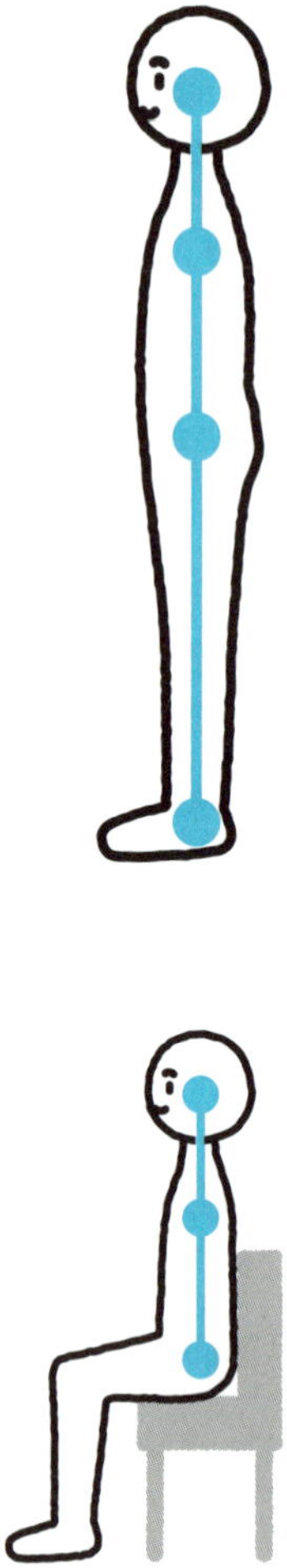

被験者に魔法のフレーズをとなえていただき、数値が減っていれば効果ありと判断しました。その結果、16人中15人に改善が見られ、改善率は約94%となりました。

「魔法のフレーズ」効果の検証結果

	年齢性別	フレーズ前	フレーズ後	変化
A	40代女性	38(20+18)	29(16+13)	○
B	60代女性	43(25+18)	40(24+16)	○
C	60代女性	41.5(25.5+16)	36.5(22+14.5)	○
D	50代女性	63(40+23)	50(29+21)	○
E	70代女性	48.5(30+18.5)	40.5(26+14.5)	○
F	50代女性	52.5(34.5+18)	50(30+20)	○
G	70代女性	48.5(33.5+15)	53(35+18)	×
H	30代女性	47(30+17)	44(28+16)	○
I	50代女性	14.5(11.5+3)	8(3+5)	○
J	50代女性	36(23.5+12.5)	21(10+11)	○
K	40代女性	40.5(26.5+14)	31.5(16.5+15)	○
L	50代女性	36.5(24+12.5)	28.5(15.5+13)	○
M	40代女性	38(24+14)	26.5(15+11.5)	○
N	30代女性	34.5(18.5+16)	27.5(14+13.5)	○
O	50代女性	39.5(22.5+17)	26.5(15+11.5)	○
P	30代女性	50.5(35+15.5)	33.5(20+13.5)	○
16人中15人の姿勢が改善(約94%!)				

約94%というのは、私の実感にとても近い数値でした。ほぼすべての方に、ポジティブな変化をもたらすことは、間違いありません。

しかしながら、改善されなかった方がいるのも事実です。


おそらく、**姿勢をよくしようと無意識のうちに頑張ってしまった**のだと思います。

魔法のフレーズで姿勢を改善していくには、「力を抜いて、ふんわりさせれば姿勢がしっかりしてくる」という原則を理解していただかなければなりません。

調査時の限られた時間では、それを誤解なくお伝えできなかったのだと思います。


ですから、この本を読んでいる方は、とても有利な状況にあります。

魔法のフレーズの基本的な考え方が体系立ててまとめてあるので、**読み進めるだけで「美しい」「疲れにくい」「動きやすい」姿勢になれるように設計されています。**

注目していただきたいのは、各フレーズを表現したかわいらしいイラストです。

視覚の面からも緊張をほぐして、心地よいイメージと体験を存分に引き出し、魔法のフレーズの効果を倍増させてくれることでしょう。

魔法のフレーズをとなえるだけで姿勢がよくなるすごい本　目次

第2章 一瞬で姿勢がよくなる魔法のフレーズ10

第3章 人生が変わる魔法のフレーズ徹底使いこなしガイド

第4章

お悩み別 健康と美容のうれしい効果

第5章

体をかためない頑張らない生き方

第1章

本当の「よい姿勢」は力を抜いて骨で立つ

よい姿勢の3条件は「美しい」「疲れにくい」「動きやすい」

この本のタイトルは、「魔法のフレーズをとなえるだけで姿勢がよくなるすごい本」です。きっと、姿勢をよくしたいと思われて、この本を手に取られたのでしょう。

突然ですが、みなさんは「姿勢の美しい有名人」をひとり挙げるとしたら、いったい誰を選びますか。日本人はあまり姿勢がよくないので、すぐには思い浮かばないかもしれませんね。

でも、日本人にも、誰もが認める美しい姿勢の持ち主がいます。

フィギュアスケートのゴールドメダリスト・羽生結弦選手です。

ぜひみなさん、羽生選手の華麗なスケーティングや表彰台での姿を目に浮かべてみてください。

特に注目してほしいのは、羽生選手の立ち姿勢です。

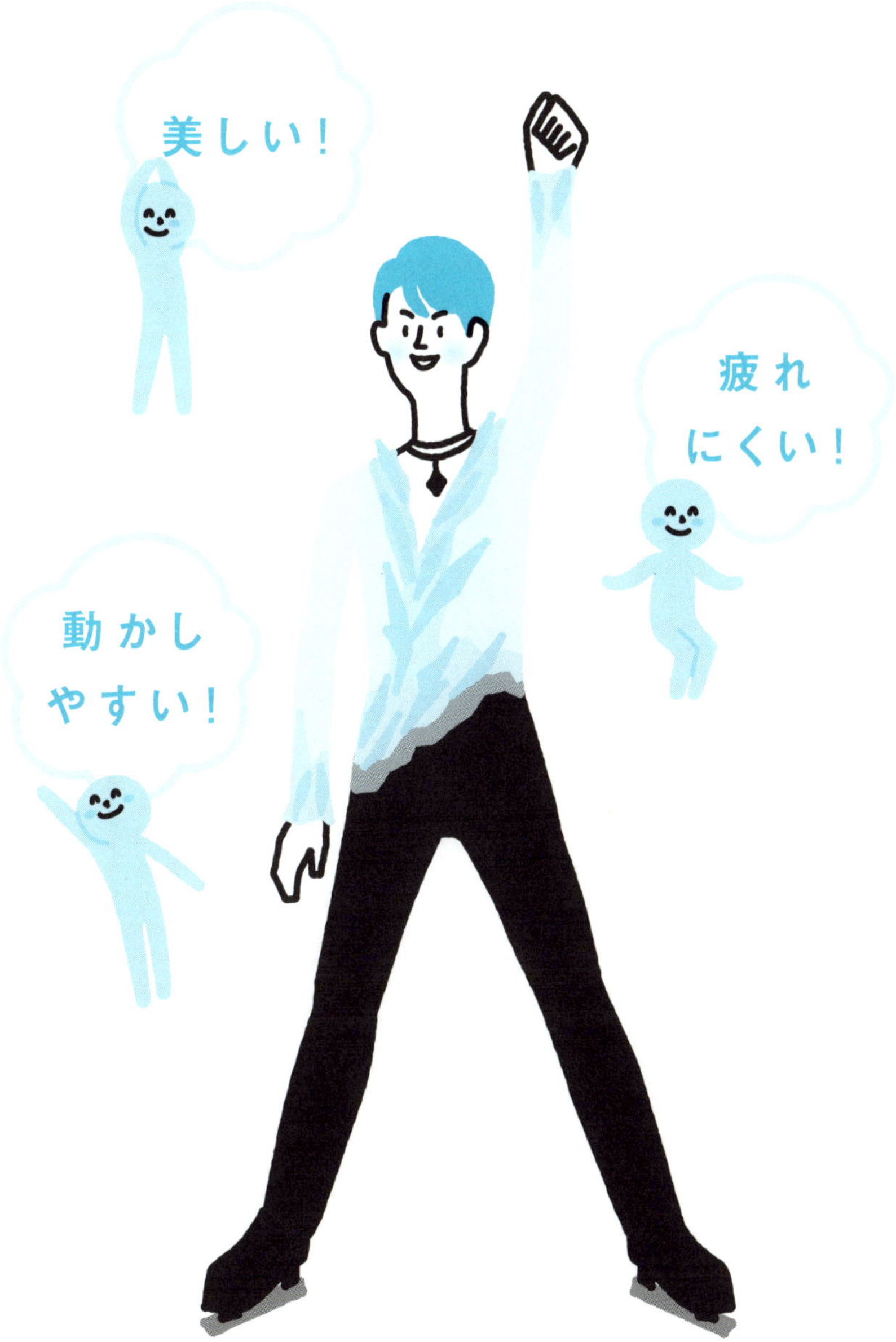
美しい！
疲れ
にくい！
動かし
やすい！

見た目が美しいのはもちろん、その姿にはどんな状況においてもパパッと機敏に反応して、的確かつしなやかに体を動かせそうなオーラが漂っています。

本当によい姿勢とは、「美しい」だけではダメなのです。「美しい」「疲れにくい」「動きやすい」という3条件を満たしていなくてはなりません。

羽生選手の立ち姿勢は、これらをすべて完璧にクリアしています。

中でも強調しておきたいのは、「疲れにくい」「動きやすい」という点です。

羽生選手は、アスリートなのにヘンな力みがなく、ゆったりと自然に力が抜けていて、とてもラクに立っているように見えませんか？

これは、**体の外側の筋肉（アウターマッスル）にあまり頼らずに、背骨や体幹、つまり体の内側の筋肉（インナーマッスル）で立っている**ということ。体の中心にまっすぐ芯が通っているからこそ、力を抜いていても、きれいに立っていられるのです。

そのため、頭から足までの荷重バランスが非常によく、肩、腰、ひざなどの体各部の関節や筋肉にほとんど負担がかかりません。

こういう姿勢ならば、重さやストレスをほとんど感じることなく、まさに「羽でも生えたように」自由自在に体を動かしていけるでしょう。

無意識の筋緊張が あなたの姿勢を崩れさせている

しかしながら、私たちの姿勢は「美しい」「疲れにくい」「動きやすい」から程遠い……という悲しい現実があります。

ねこ背などの悪い姿勢は、生まれつきのものではありません。赤ちゃんの頃や幼い子どもの頃は、何もしなくても、まっすぐと自然な姿勢だったはずです。

いったいなぜ、姿勢が崩れてしまったのでしょうか？

一番の原因は、無意識の筋緊張です。

自分では気づきませんが、誰もがそのクセに応じて、特定の筋肉を緊張させています。ソファでくつろいでいても、腰の筋肉や背中の筋肉は緊張しているものです。

精神的な要因が筋緊張につながっている場合もあります。

たとえば、しつけの厳しい父親に育てられた人は、社会に出てからも「父親と似たタイプの人」の前に出ると、無意識に筋肉を緊張させてしまうことがあります。

他にも、異性と話をすると身構えたり、偉い人と話をすると緊張して身をかがめたり、といったクセがついているケースも少なくありません。みなさんの中にも思い当たる人が多いかもしれませんね。


なぜ無意識に筋肉を緊張させてしまうのでしょうか？

私たちは不安やプレッシャーを感じると、その不安定さを嫌って、なんとか安定させようとします。

自分の体を支え、安定させるために、筋肉を緊張させてしまうのです。そのことで、むしろ不安定にしてしまっているにもかかわらず……。

これは、海で溺れかけたときに似ています。

「まずい、溺れるかも」というとき、力んでじたばたすると、体は沈むわ体力を消耗するわで、結局溺れてしまいます。頑張るほど悪い方向へ行ってしまうわけですね。

でも、もがくのをやめて、水面にぷかぷかと体を浮かせたらどうでしょう。潮の流れに逆らわず、体力を温存できれば、無事救助してもらえる可能性が高まります。

羽生選手も、世界選手権やオリンピックなど大舞台に臨むときほど、意図的に体の力を抜いているように見えます（これは、一度直接お聞きしてみたいですね）。

メダルがかかった大一番でも、羽が生えたようにスケートリンクの上を舞っているのは、みなさんもご存知のとおりです。

そうは言っても、トレーニングを積んだアスリートでもない私たちは、大事なときほど緊張してしまいますよね。

そういうクセを治していくには、どうした

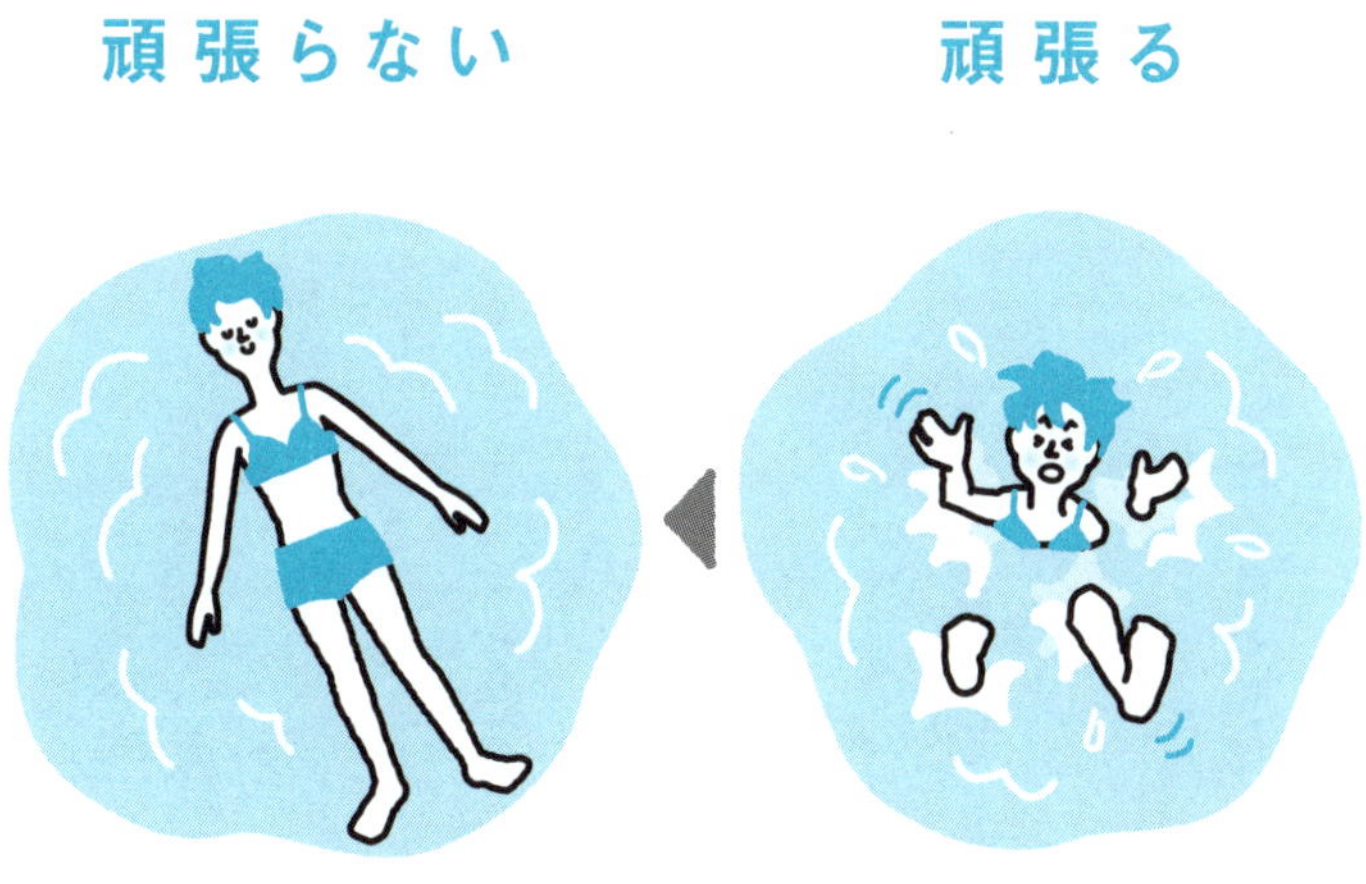

らいいのでしょうか？

答えは、私の専門でもあるアレクサンダー・テクニークが教えてくれています。

アレクサンダー・テクニークは、「しようとしていないのに、無意識にしてしまっていること」をやめることで、筋緊張から解放していこうというアプローチです。

そのためには、あなたの姿勢が「美しい」「疲れにくい」「動きやすい」ものになるように、**「間違った思い込み」を手放して、考え方を変えなければなりません。**

具体的には、次の2つのように、考え方を変えていきます。

- **姿勢をよくしたいときほど、力を抜いていく**
- **不安やプレッシャーを感じたときほど、力を抜いていく**

これは、ふだんみなさんがやっていることの「逆」ではないでしょうか？

「姿勢をよくしろ」と言われれば、力を入れて胸を張る。ピンチのときは、体をかためて身構える。**その逆をするべきだ**と、私は申し上げているのです。

ピンチのとき、姿勢をよくするとき…

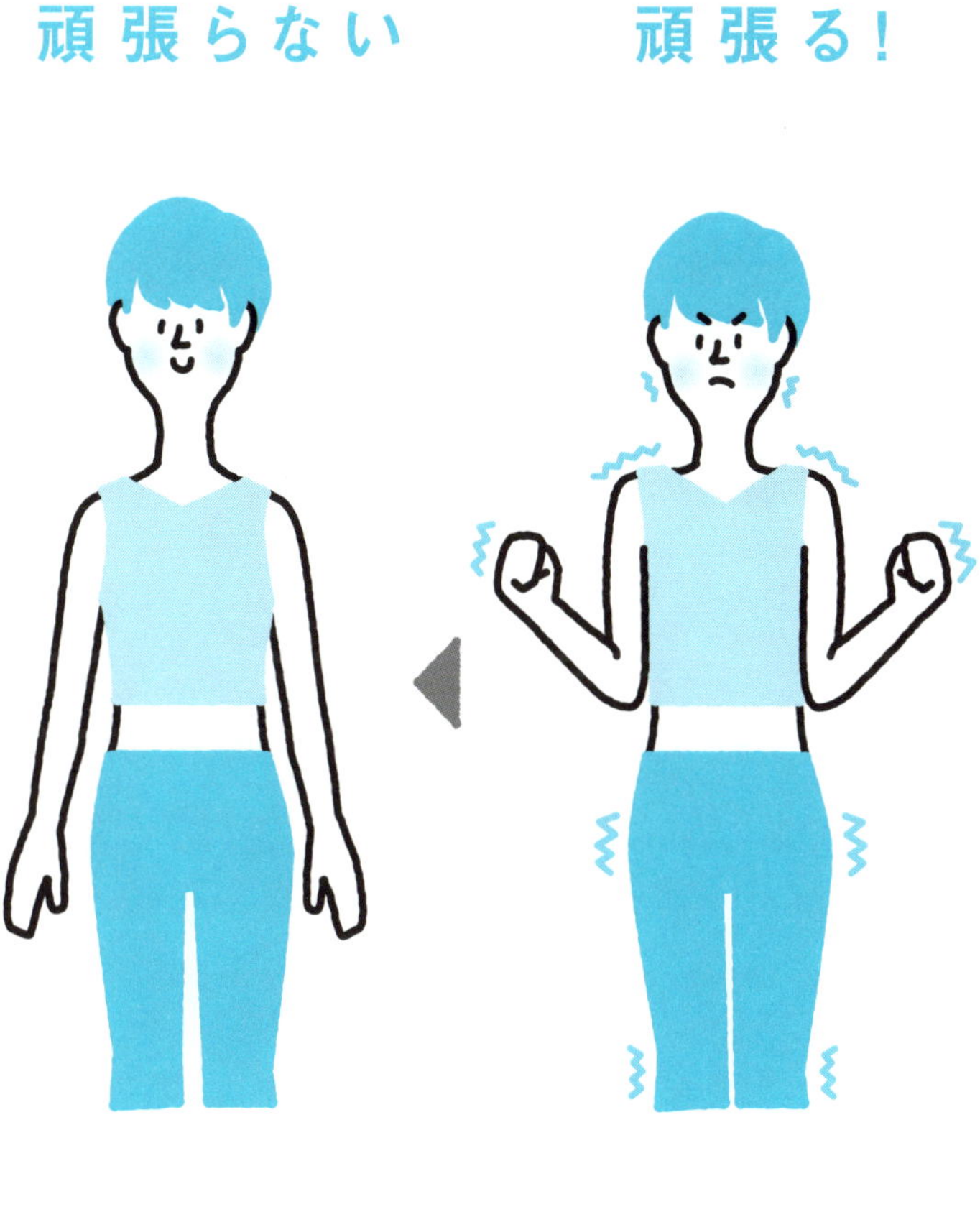

姿勢に「ゆらぎ」があると骨がまっすぐ立つ

「力を抜けばいい」と言われても、実際にどうすればいいのか、わかりませんよね。

そんなことは、誰も教えてくれないので当然だと思います。

もし仮に「体の力を抜こう」と頑張ったとしても、むしろその頑張りによって、筋肉がかたく緊張していくだけでしょう。

ここに「力を抜く」ことの難しさがあります。


でも、大丈夫です。安心してください。

私はその答えをお伝えするために、この本を書きました。


その答えとは、「ゆらぎ」です。

ゆらぎは、常に流れています。「こりかたまる」とは正反対です。

その流れに身を委ねることによって、波間をゆらゆらと漂うかのように、ムダな力がとれていきます。

体が緊張から解き放たれて、姿勢が自然によくなっていくわけです。

ところで、みなさんはゆらぎという言葉にどんなイメージを持っていますか？

「心がゆらぐ」は迷いや動揺が生じたことを、「屋台骨がゆらぐ」は中心的な支柱が危うくなっていることを表します。だから、ゆらぎに対して「不安定さ」などネガティブなイメージを持っている方も多いかもしれませんね。

しかし、私はまったくの逆で、**ゆらいでいるほうが、安定した強さをもたらしてくれる**――そういうイメージを持っています。

なぜなら、こと人間の姿勢に関しては、ゆらゆらとしたゆらぎがあるほうが、体がしっかり芯が通ったものになるからです。

いったいどういうことなのか。

これをご理解いただくために、バランスボールを頭に思い浮かべてください。

あの有名な、エクササイズをするための大きいボールです。

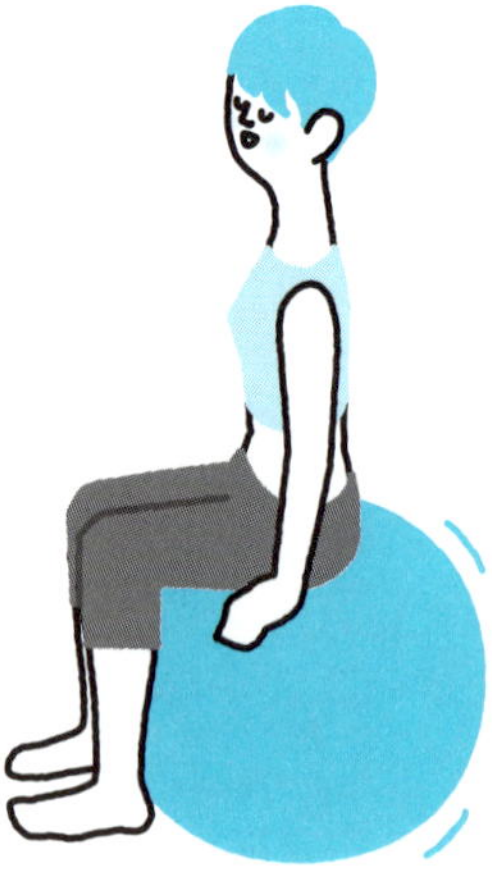

丸いボールに腰を下ろしていると、前後左右にゆらゆらと体が微妙にゆれます。**体がゆらいでいるとき、体を緊張させることはできません**。筋肉をかためて姿勢を保つことが、できなくなってしまうからです。

すると、その不安定さの中でバランスを取ろうとして、体は無意識のうちに体幹のインナーマッスルをスッと立てて、背骨で姿勢をキープしようとします。

姿勢にゆらぎがあると、姿勢を「骨で立てる」ことができるようになるのです。

骨で体を支えることができると、外側の筋肉で体を支える必要がなくなるので、疲れませんし、体も圧迫されません。

「美しい」「疲れにくい」「動きやすい」姿勢には必ずゆらぎがあり、骨で立っている「体の芯の強さ」があります。

そこに「頑張り」やムダな緊張はないのです。

魔法のフレーズによるイメージでかたいところをほぐす

ではどうしたら、ゆらぎのある姿勢になれるのでしょうか？

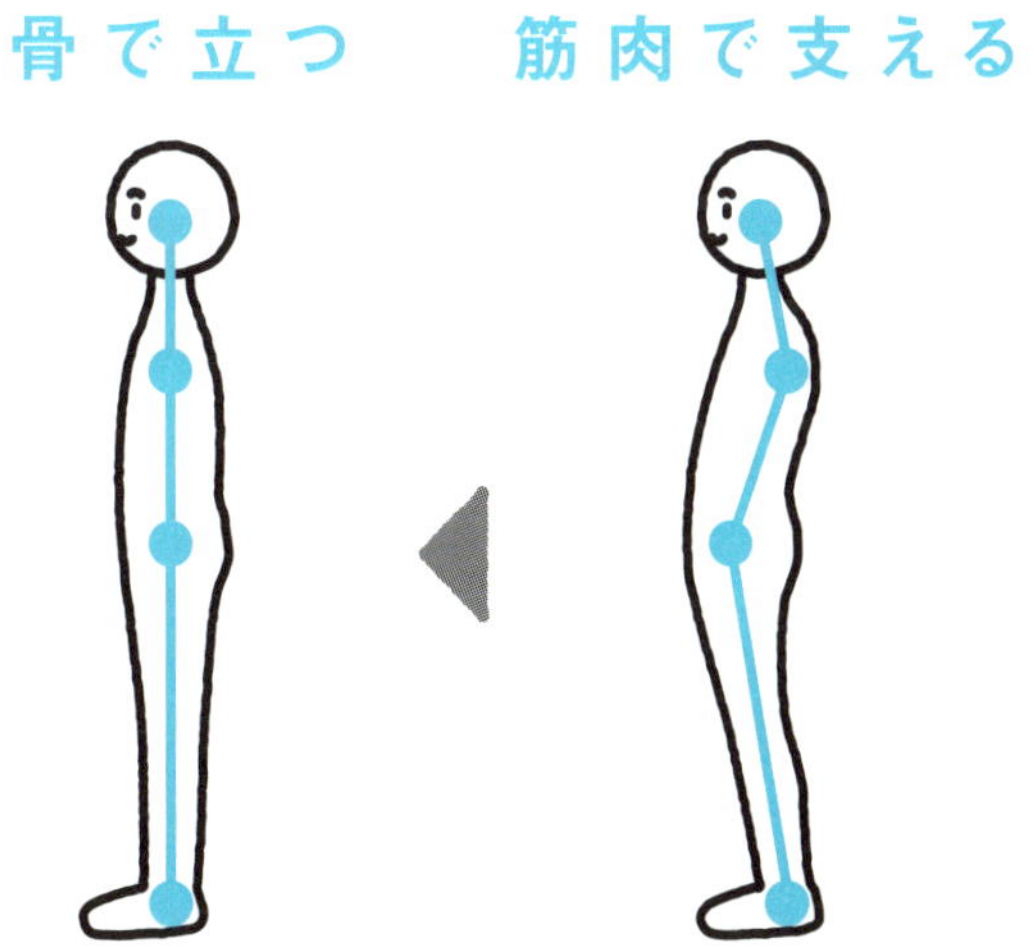

その答えが、魔法のフレーズです！（ようやく、ここまでたどり着きました！）

魔法のフレーズをとなえると、頭の中でイメージが生まれます。そのイメージは感覚的な体験をもたらし、本当にそうであるかのように感じられます。

脳は柔軟なので、それを実現しようとします。その実現させようとする過程で、体のかたいところがゆらいでいく、というからくりです。

たとえば、「梅干し」を口に入れるところを思い浮かべてみてください。「レモン」でもOKです。

口元の筋肉が緊張して、だ液が分泌されるのが感じられませんか？

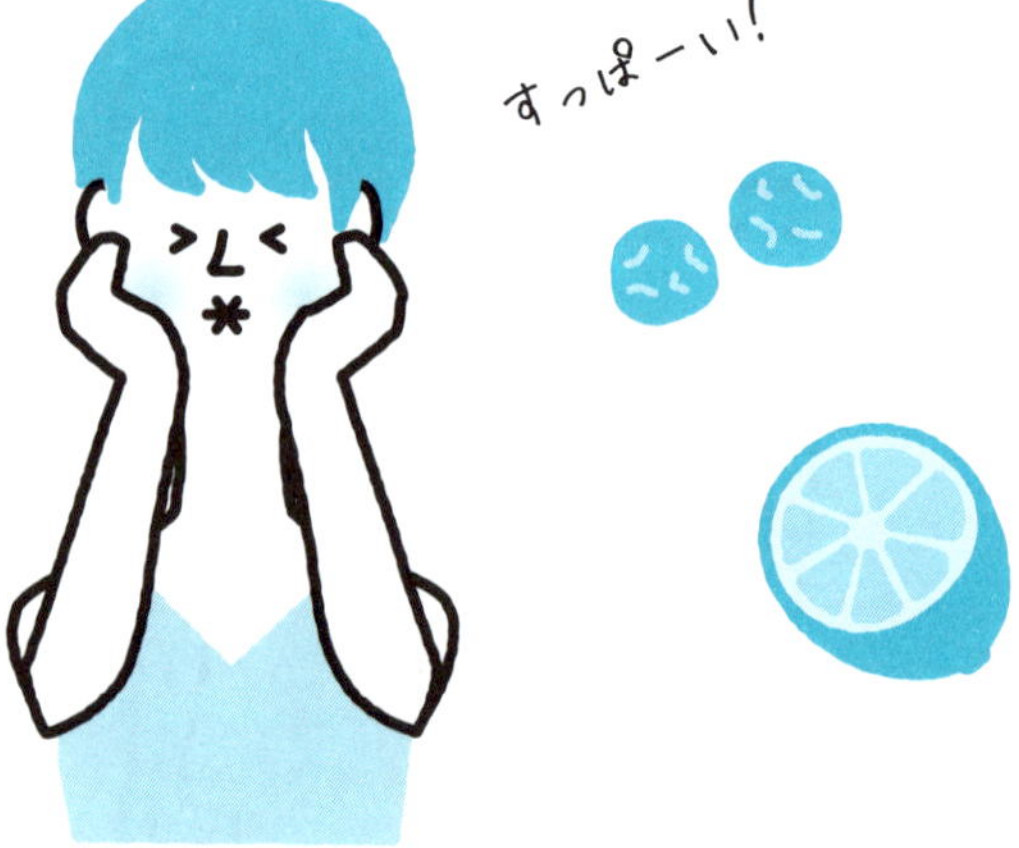

梅干しやレモンを実際に口に入れていないのに、**イメージしただけで脳が錯覚したのです。**

こういうことを、姿勢で行うのが魔法のフレーズです。

一般的に姿勢と結びつかない、ちょっと変なイメージもあるのですが、それは狙ってのこと。その意外性や驚きの力も借りて、ふだんの習慣からスルリと抜け出せるように設計しています。

具体的なやり方はこれから紹介していきますので、ぜひみなさん、これらのコツをつかんで、筋緊張を断ち切って、骨で立つ感覚をつかんでください。

そして、崩れてしまった姿勢や、不調・トラブルをリセットしていきましょう。

エピソード 1

姿勢も不調も改善！
特命理学療法士大橋しん

「背中がシャンとなってる！別人みたい！」と友人から驚かれました

自分がねこ背だということは、ずっと昔からわかっていました。学生だった頃から背中が丸く、友人からもよく「ほら、また背中が丸くなってるよ」とからかわれていたくらい……。ただ、いくら姿勢を正そうと頑張っても、気がつけばいつも元通りで、「どうしようもない」とあきらめていたのです。

子どもたちが巣立ち、ようやく最近は自分の時間ができるようになったのですが、街を歩き、ショーウィンドウに映る自分の姿を見ると、〝えっ、私ってこんなおばあさんみたいに背中が曲がっていたの？〟と暗い気持ちになったりもしていました。

でも、大橋先生との出会いが私を変えてくれたのです。セッションで魔法のフレーズや呼吸、姿勢の手ほどきを受けると、直後に背すじが伸びて、体が軽くなり、はずむように歩けるようになりました。しかも、その日は何年かぶりに熟睡することができたのです。しばらくして昔からの友人に会ったのですが、彼女からも「うそ、背中がシャンとなってる！　なんか別人みたい！」と驚かれました。

なんだか、これまでねこ背で悩んできたのがバカらしいくらいに、あっさり治ってしまい、私はもちろん、夫も、友人も、みんな目を白黒させています。姿勢ってこんなに簡単に変わるものなんですね。

―― Fさん（64歳・主婦）

第2章

一瞬で姿勢がよくなる魔法のフレーズ10

いつでもどこでも気楽に姿勢をリセットしていこう

この章から、ついに「魔法のフレーズ」の説明に入ります。

まずは気楽な気持ちで、魔法のフレーズを1つずつとなえてみてください。声に出さなくても大丈夫です（もちろん、声に出してもOK！）。

緊張のかたまりがとけて、背骨がスッと伸びていくのが感じられると思います。

いつでもどこでも、どんな体勢でとなえていただいてもかまいません。

立っていても、座っていても、歩いていても、仕事中でも、打ち合わせ中でも、家事や育児をしているときでも、何をしているときにとなえても、大丈夫です。

そもそも、姿勢は固定すべきものではなく、常に動きの中にあるものです。

なので、改まった態度で「よい姿勢をつくろう！」と努力する必要はありません。

日常生活の中で、**ふんわりとラクにゆらぎ続けていることがとても大切です。**

立っていても…

座っていても…

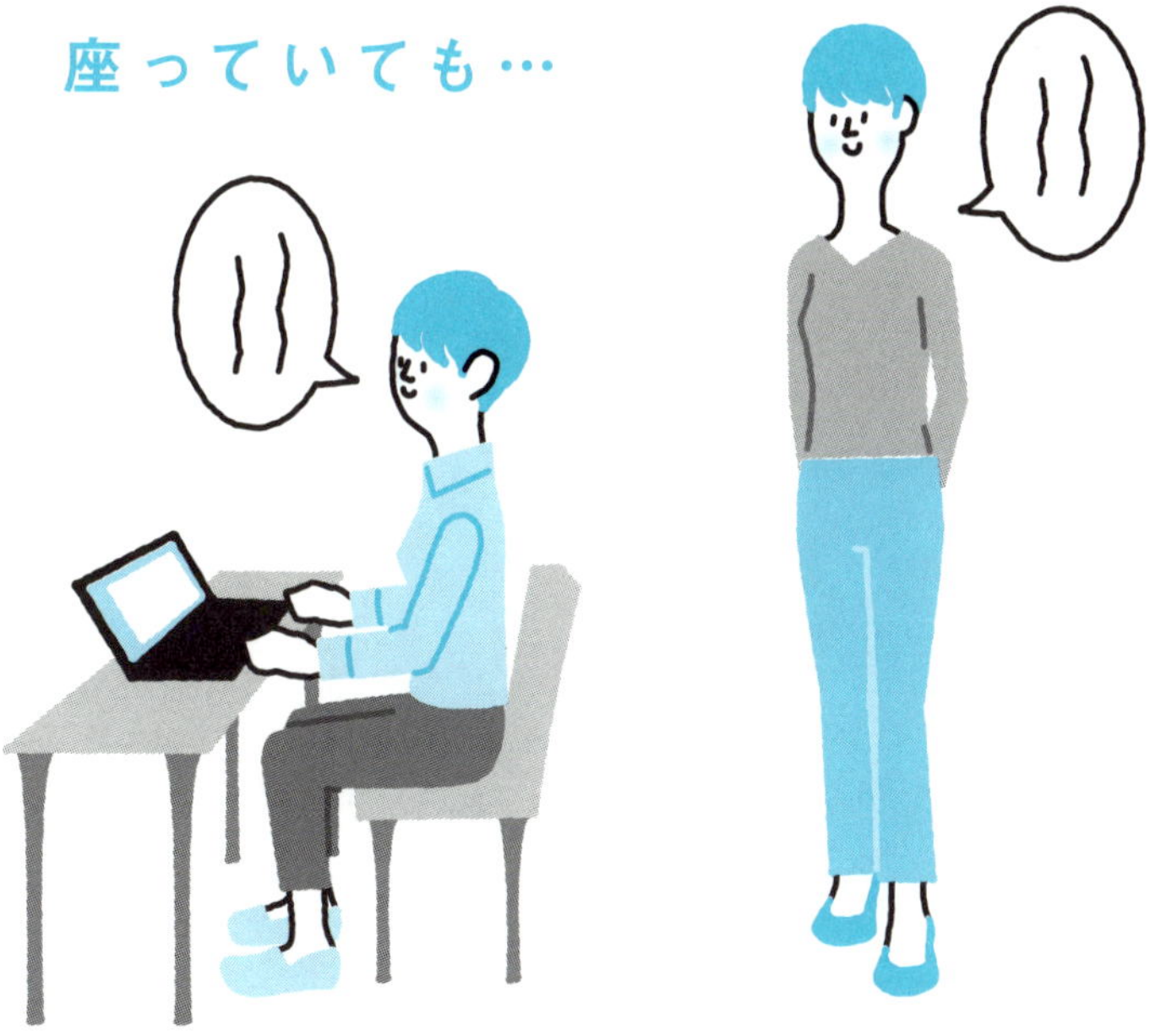

魔法のフレーズは

いつでもどこでも

となえてOK!

「姿勢の急所」は緊張をとって骨で立つための最重要部分

その前に、1つだけ、どうしても覚えておいてほしいことがあります。

それは、「姿勢の急所」という重要ポイントの存在です。


何事にも、「ここだけ押さえておけば大丈夫」という勘所や急所があります。

たとえば営業マンなら、決裁権を持つ部長を口説き落とせば契約が取れますよね。

姿勢にとっての勘所や急所を、「姿勢の急所」と呼ぶことにしましょう。

「姿勢の急所」とは、頭と背骨が接するところ。専門的には、環椎後頭関節《かんついこうとう》といい、私の専門であるアレクサンダー・テクニークでは最重要視している部位です。

この部分が緊張しておらず、背骨と頭がお互いに自由であるとき、バラバラだった頭、首、筋肉、背骨などが1つにつながり、骨でラクに立てるようになります。

姿勢の急所がふんわりとゆらいでいれば、体全体もふんわりとゆらいでいます。

逆もしかりで、体全体がふんわりとゆらいでいれば、姿勢の急所もふんわりとゆらいでいます。それほどまでに、背骨と頭のバランスは重要なのです。

ここで、「姿勢の急所」の位置を確認しておきましょう。**ほお骨の出っ張りの下側のキワ、耳の穴からほお方向へ水平に4センチくらいの位置**です。

その位置を人差し指、中指、薬指の3本の指先で軽く押さえてみてください。

慣れるまでは、特に❶と❷のフレーズは、指先で「姿勢の急所」を押さえたままとなえることをお勧めします。もちろん、慣れたら押さえなくてもOKです。

では、さっそく魔法のフレーズを紹介していきましょう。

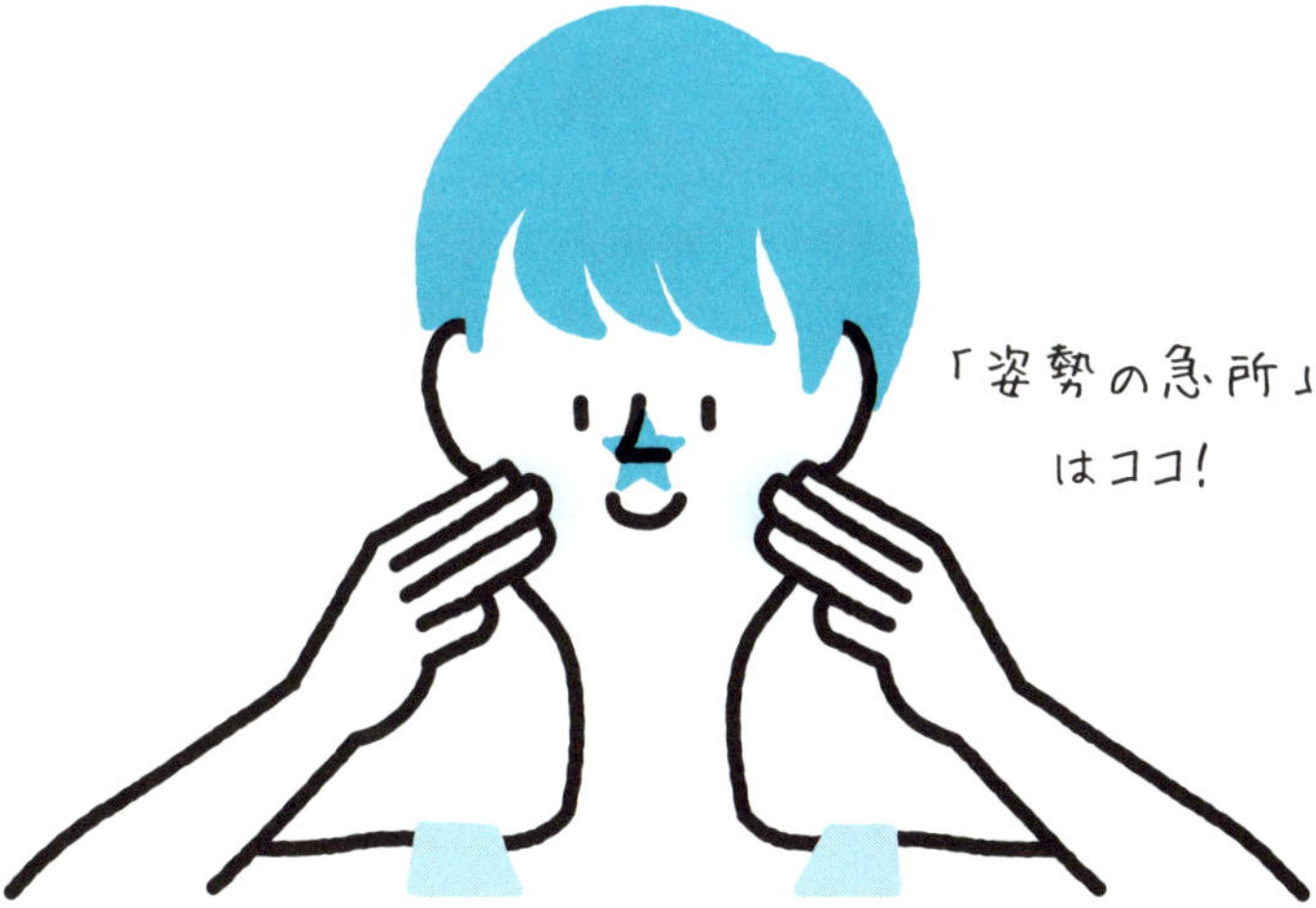

頭の中で小舟が
静かにゆれています。

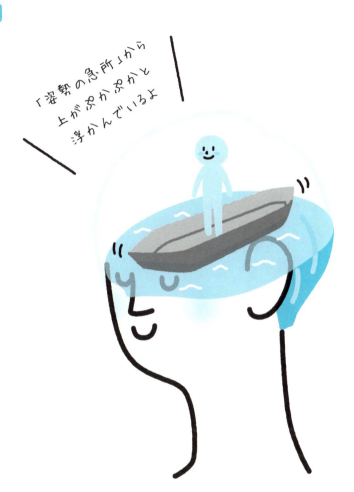

姿勢以外に改善できる症状

- 頭痛
- 目の疲れ
- 表情筋の緊張
- あごの緊張
- 飲み込み力の低下
- 鼻づまり

1 重たい頭が「上方向」にふわふわ浮かぶイメージ

人間の頭は、体重の10％ほどの重量があるとされています。

体重50キロの方なら、約5キロ。かなりの重さです。

この**重たい頭を支えきれていないことが、姿勢の崩れや、さまざまな不調をもたらす大きな原因**の1つになっています。

なぜ頭の重みを支えきれないかというと、首や背中の筋肉で頭を固定しようとするからです。これだけの重さを、筋肉で固定して支えきることはできません。

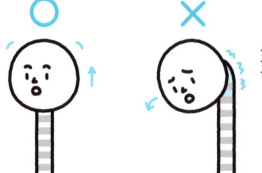

そもそも、頭部は知らず知らずのうちに緊張させやすい部位です。

悩みごとや考えごとがあったり、嫌だなと思うことに遭遇したときに、眉間にしわを寄せて頭を緊張させてしまう。歯をくいしばって、ぐったりと疲れてしまう。

みなさんも身に覚えがあるのではないでしょうか。


では、どうすればいいのか。

頭を背骨や「姿勢の急所」の上に、ふわっと載せればいいのです。

この魔法のフレーズをとなえて、頭と背骨が接する「姿勢の急所」に、水面が広がっている様子をイメージしてみてください。

そこには小舟が浮かんでいて、ゆらゆらとさざ波にゆられています。

頭が空にぷかぷかと浮かんだような心地になると、自然と首の筋肉がゆるみ、頭が背骨の上にまっすぐ載るようになります。

これにより、頭の重みから解放されて、何もしなくても背骨や姿勢が自然と伸びていくわけです。

背骨が鎖《くさり》のように
ゆれています。

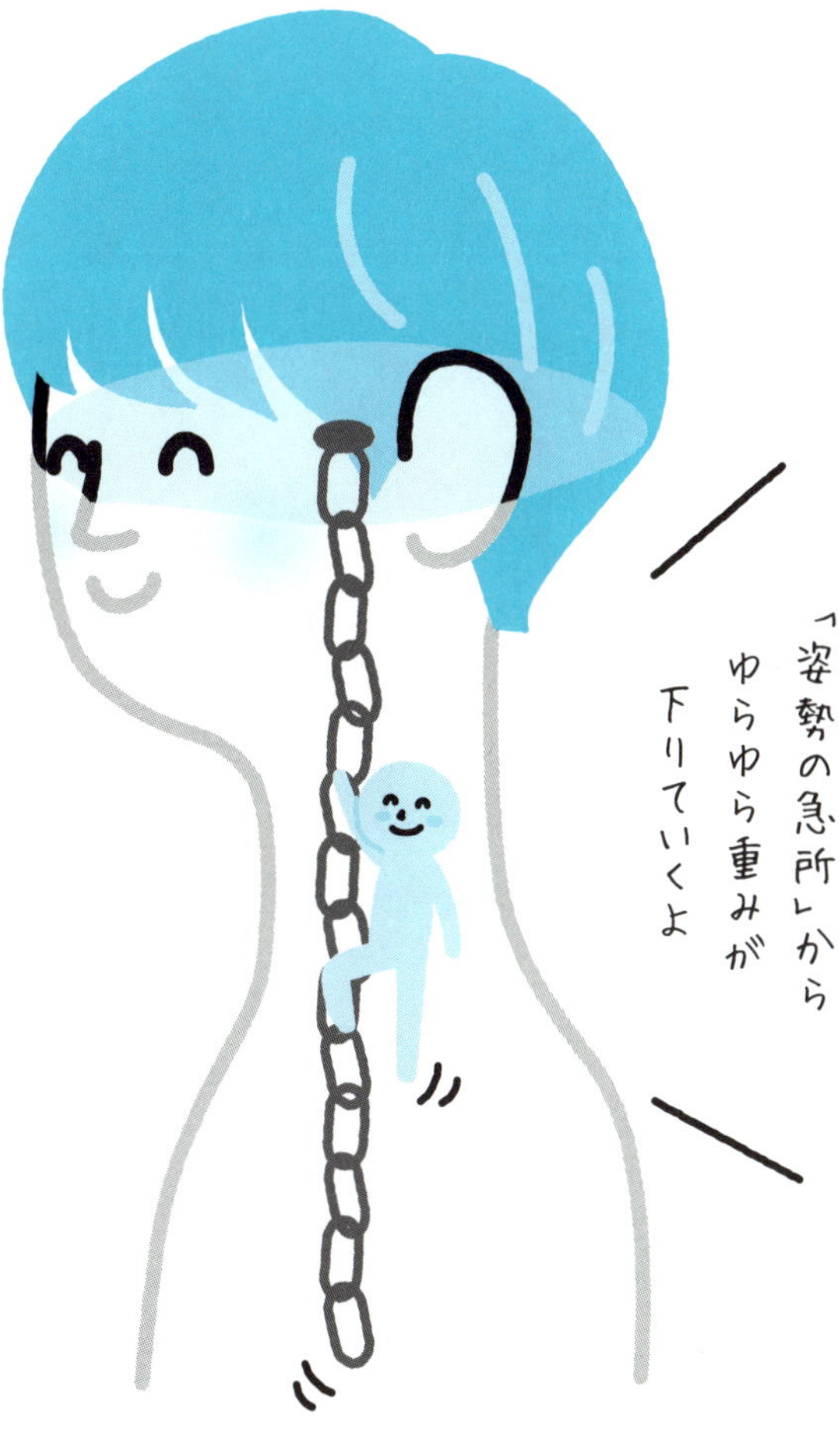
「姿勢の急所」から
ゆらゆら重みが
下りていくよ

姿勢以外に改善できる症状

- 肩こり
- 腰痛
- 疲れやすさ
- 冷え、むくみ
- 坐骨神経痛
- 静脈血栓症（予防）

❷ 背骨がゆれながら「下方向」に垂れ下がっていくイメージ

背骨はとても誤解の多い部位です。

私が診てきた患者さんのほとんどは、背骨は「首から腰まで」「棒のように固定されたもの」というイメージをお持ちでした。

実はこの誤ったイメージが、姿勢のゆらぎを妨げているのです。

正解を申し上げましょう。

背骨は「姿勢の急所から尾てい骨まで」「くさりのように椎骨がつながって、しなやかに動くもの」です。

本来、**背骨は「姿勢の急所」から下に垂れ下がっているべき**なのです。

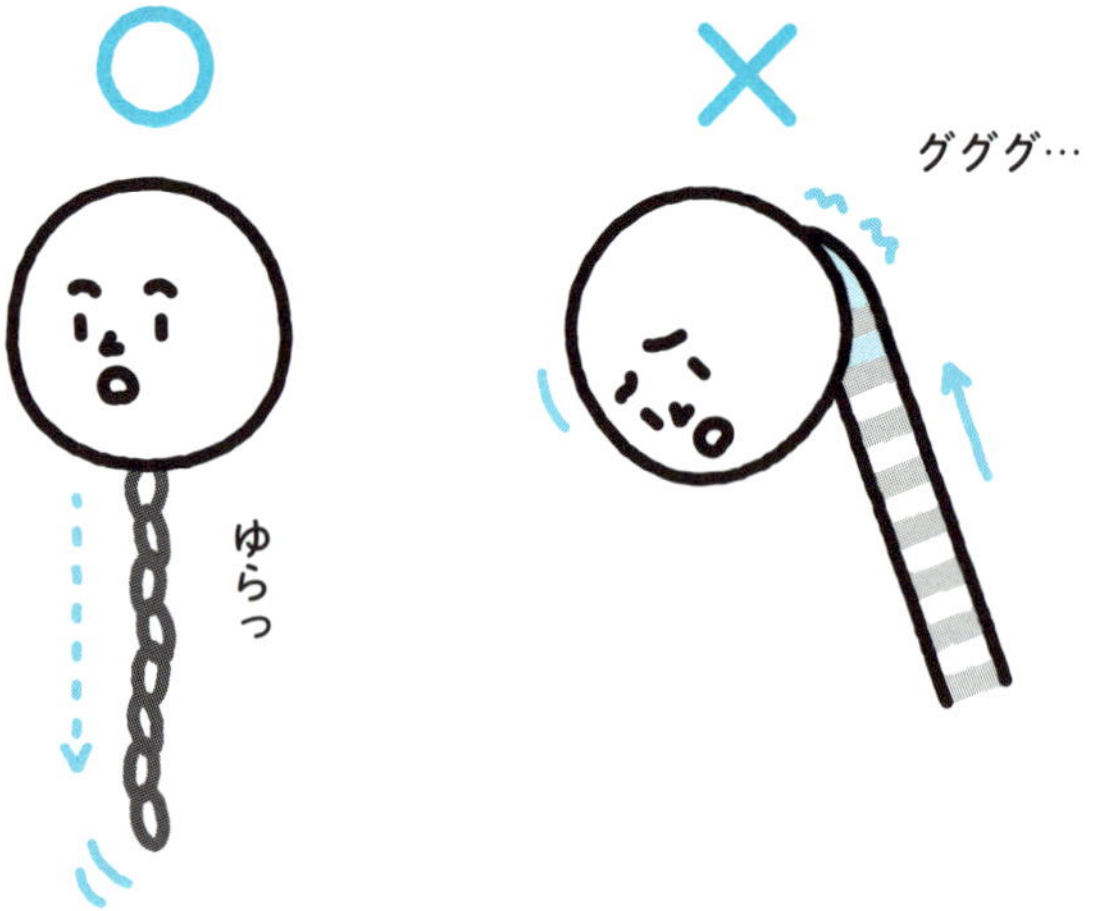

しかし姿勢が悪いときはその逆で、背骨が頭を突き上げてしまっています。すると、**本来はふわふわと浮かせるべき頭を、首の筋肉をかためて固定せざるを得ません**。その結果、ねこ背やストレートネックなど悪い姿勢を招いてしまいます。

このフレーズは、基本的にフレーズ1とセットで行うことをお勧めしています。小舟のゆらぎとともに頭が浮かんでいるように感じられてきたら、そこから下へ向かってまっすぐ垂れている「背骨という鎖」をイメージしてください。その鎖は体の中心ラインを通っていて、小舟のゆらぎに合わせて穏やかにゆらゆらとゆれています。この際、実際に体を少しゆらがせても構いません（もちろん、ゆらがせなくてもOKです）。

ふわっと浮かぶ頭の小舟と、ゆらゆらと垂れ下がる背骨の鎖。この2つに優しく挟まれた姿勢の急所が静かで、ラクな感じがしたら、成功した証拠です。

目玉はいつも水の中で漂《ただよ》っています。

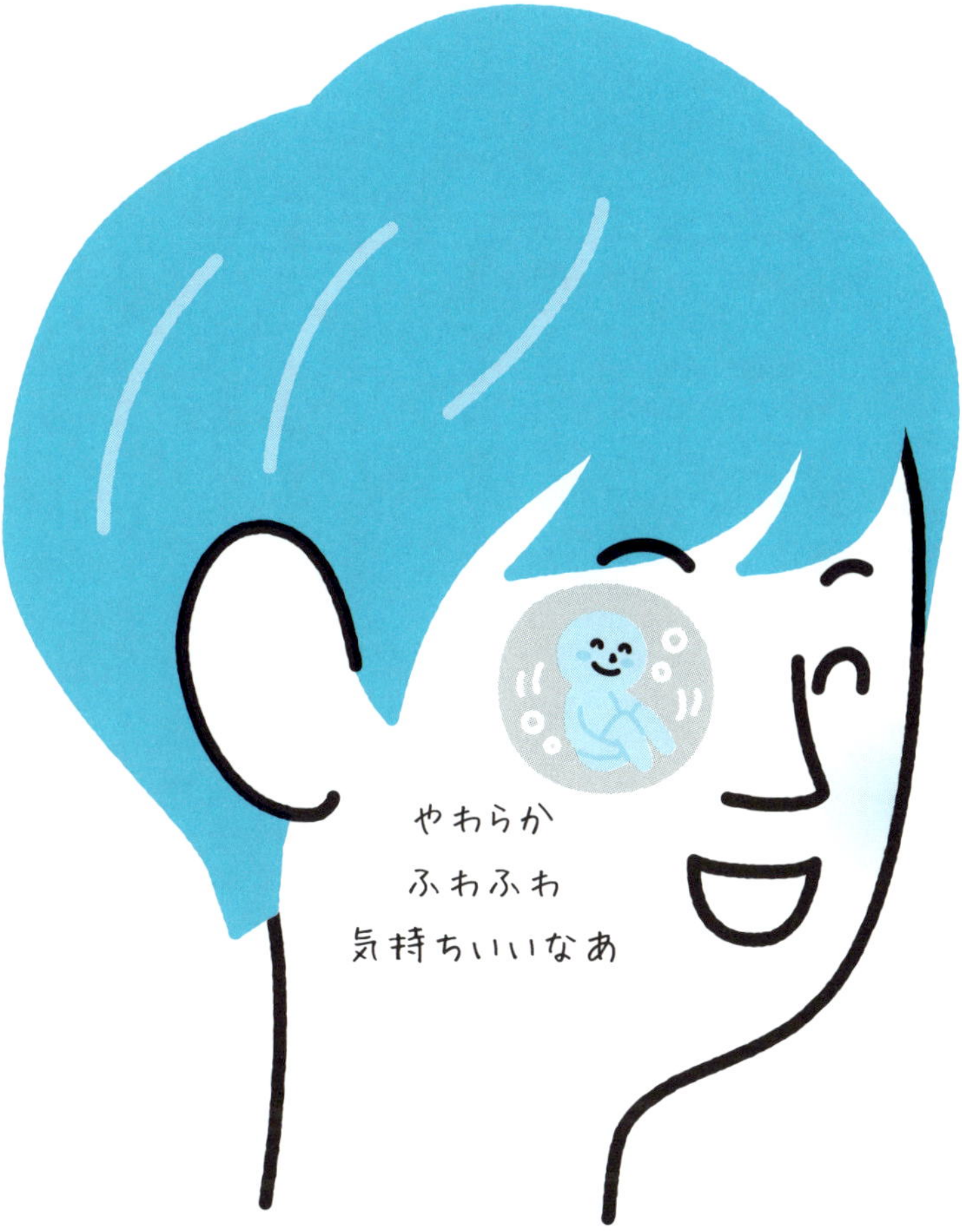

姿勢以外に改善できる症状

- 目の疲れ
- ドライアイ
- 目の充血
- 緊張性頭痛
- 目尻や眉間のシワ

❸ 奥のほうへ引っ張られていた目が解放されていくイメージ

目は、知らず知らずのうちに力が入ってしまう場所です。無意識にパソコン画面を凝視したり、イライラして目を吊り上げている人も多いでしょう。

日頃から酷使しがちな目は、体の筋緊張を呼び起こす原因になっています。**目の緊張は、首、頭、そして全身に広がっていきやすい**のです。

眼球は、緊張しているとき、眼筋によって後ろから引っ張られています。

このフレーズでは、奥のほうに押し付けら

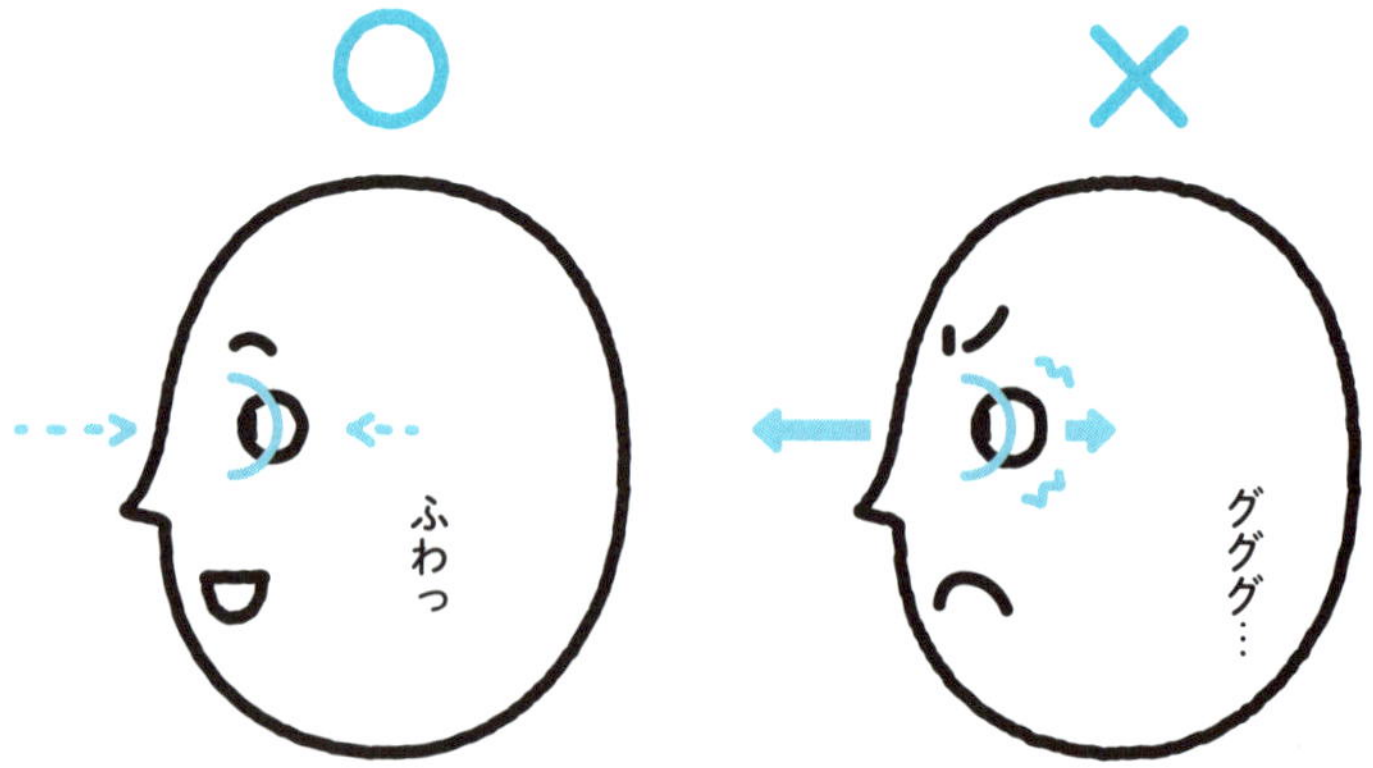

れた目玉がぷかぷかと浮かぶイメージによって、目を緊張から解放していくものです。

私たち人間には、視覚で体のバランスをとろうとする神経回路が走っています。

姿勢と目は相互に影響し合っているため、どちらかが緊張すれば、もう一方も緊張してしまいます。

その悪循環を断とうというのが、このフレーズです。


ものを見るとき、対象をつかみにいくかのように「見よう見よう」としすぎると、どうしても目は緊張してしまいます。

目は、映像を脳に送るだけのレンズにすぎません。**ぷかぷかと浮かんでいるかのようなくつろいだ目を通って、映像が入ってくるままに任せてみましょう。**

この感覚がつかめると、目があまり疲れなくなります。また、ドライアイ、目の充血、緊張性頭痛などに悩まされることも少なくなるはずです。

それに、目尻のシワや眉間のシワも少なくなり、いつも険しい表情をしていた人が別人のようにやさしい表情に変わることもあります。

歯茎《ぐき》に血液が通い、
舌はおもちのように
ふっくらしています。

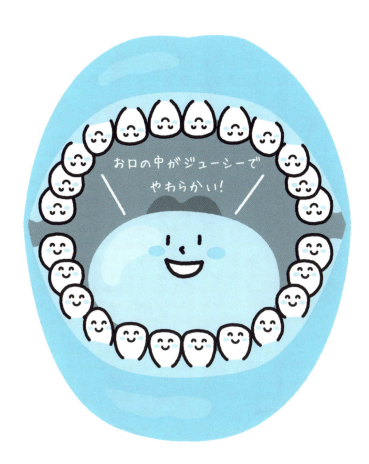

姿勢以外に改善できる症状

- 顎関節症
- ドライマウス
- 虫歯
- 口臭

4 口の中が広がり解放されていくイメージ

目と同様に、口も無意識に力が入りやすい場所です。

ストレスがかかると、知らないうちに歯を食いしばっていたり、口の中がカラカラに渇いていることがありますよね。これは、口や口の中が緊張している証拠です。

実はあごの筋肉と舌の筋肉（あまり知られていませんが、舌は筋肉のかたまりです）は、首の筋肉と密接な関係があるので、背骨と頭の位置関係に影響します。これらは、必ず連携して動いているのです。

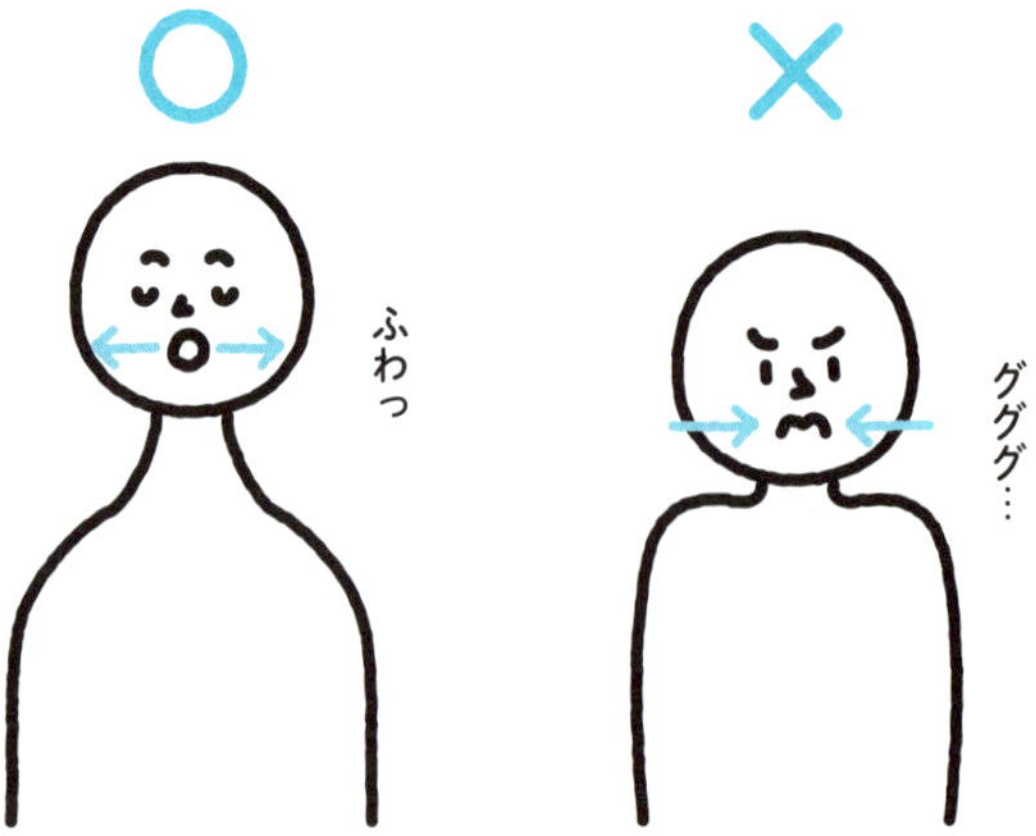

ですから、**口や口の中をかためて、あごと舌の筋肉を緊張させてしまうと、つられて首の筋肉も緊張して下に押しつぶされてしまいます**。すると、「姿勢の急所」が緊張から解放されないのです。

その結果、体の緊張やこわばり、そして姿勢の悪化を招いてしまいます。

この魔法のフレーズがもたらすイメージは、口や歯、舌を動かす筋肉の緊張をほぐしてくれるので、口の中のスペースが広くなっていきます。それにともない、あごの筋肉がほぐれて、「姿勢の急所」が解放されやすくなります。

したがって、ゆらぎ状態の中で、骨で立つことがしやすくなるのです。

また、唾液がほどよく分泌されるようになり、口の中が潤います。

口や舌もなめらかに動くようになると、口やのどの免疫機能が高まって感染症にもかかりにくくなっていくのです。

魔法のフレーズ 5

首回り

春、アルプスの雪が
とけるように、
両肩がゆっくり
離れていきます。

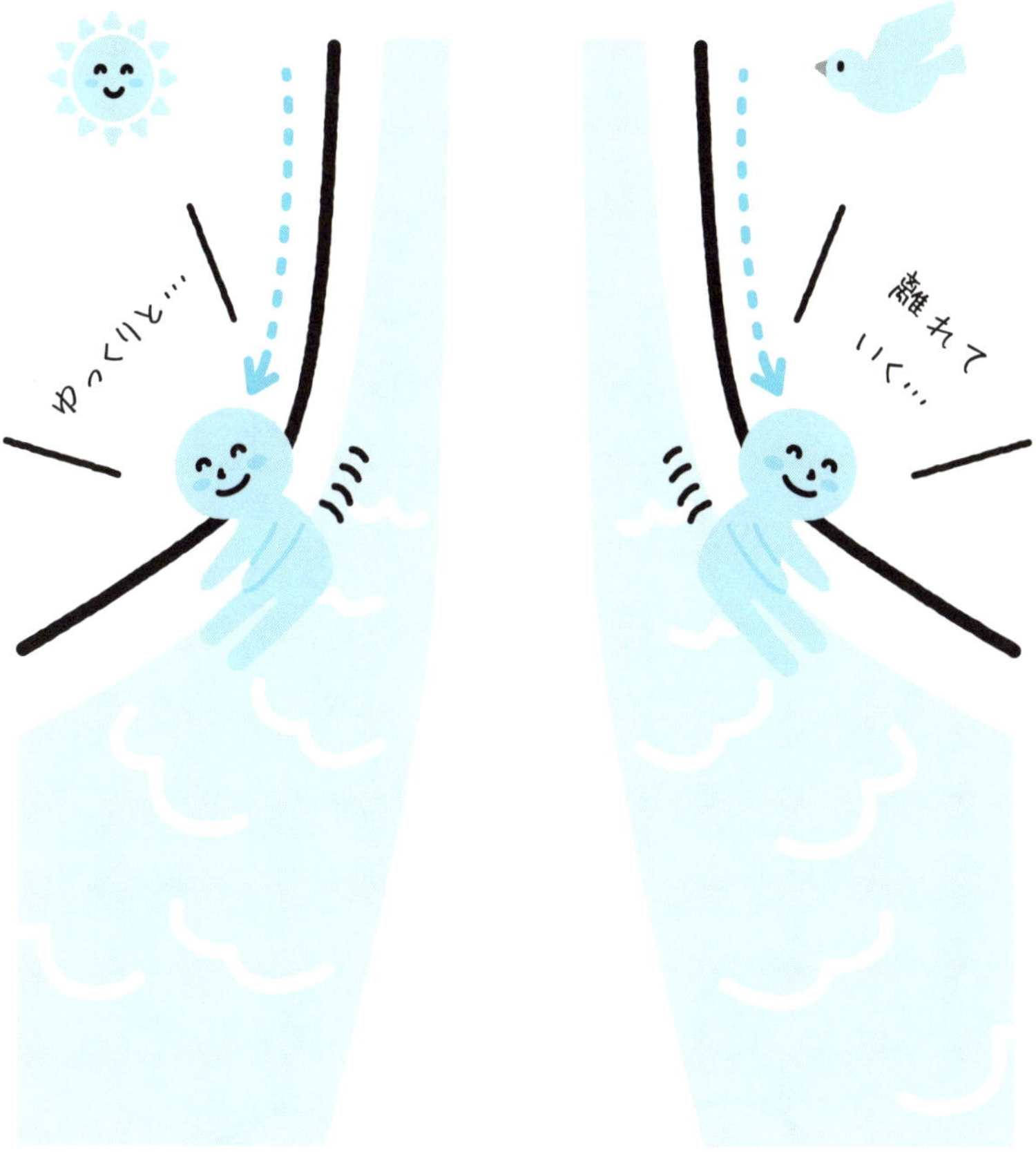

姿勢以外に改善できる症状

- 肩こり・首こり
- 頭痛
- 息切れ
- 不眠
- 自律神経失調症
- 更年期障害

5 肩・胸・背中の広がりによって首が解放されるイメージ

私は多くの方の体を診てきましたが、自覚のない方も含めて9割以上の方は無意識のうちに首回りを緊張させていました。その原因は大きく2つあります。

まず、肩をいからせたりすぼめたりしていること。首が縮こまってしまいます。

そして、胸を張ろうとしすぎること。背中が狭くなって、首の筋肉も引きつってしまうのです。

左右の肩を離し、首回りの緊張をゆるめていきましょう。

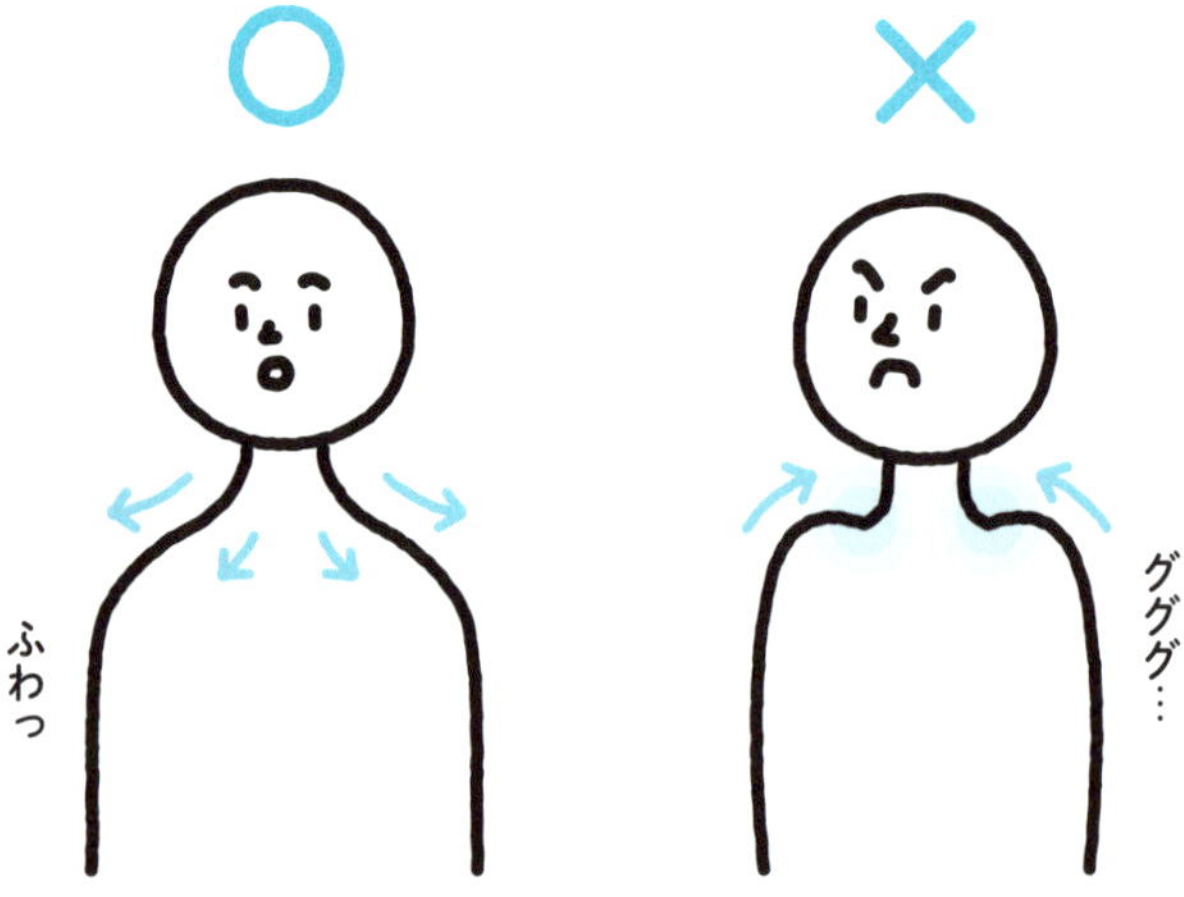

その際のポイントは、頑張りではなく脱力によって、自然と正しいポジションに導かれていくようにすること。

これを「脱力しよう！」という努力で実現させるのは難しいので、魔法のフレーズの力を借りていきます。

日本アルプスなど山すその雪は、春になって暖かくなってくると、日に日に雪解けが進んでいきますよね。そうして、ゆっくりと緑の面積が増えていきます。

魔法のフレーズをとなえながら、その雪解けに合わせて、**ゆっくり、ゆっくりと両肩が広がっていく**のをイメージしてみてください。

コツは、左右はもちろん、四方八方に広がっていくようにすることです。

ゆらぎは、1つの方向に限定されるものではありませんから、肩や首、背中も、雪解けに合わせてゆっくり、いろいろな方向へ流れていったほうがよいのです。

このイメージがつかめると、**縮こまっていたり、ひきつっていた首回りの筋肉の緊張がとけたように消え、首がゆるやかに伸びて、姿勢もすっと立ってきます。**

魔法のフレーズ

6

胸郭

（肺）

胸と背中が広がり、
呼吸がさざ波のように
行ったり来たりします。

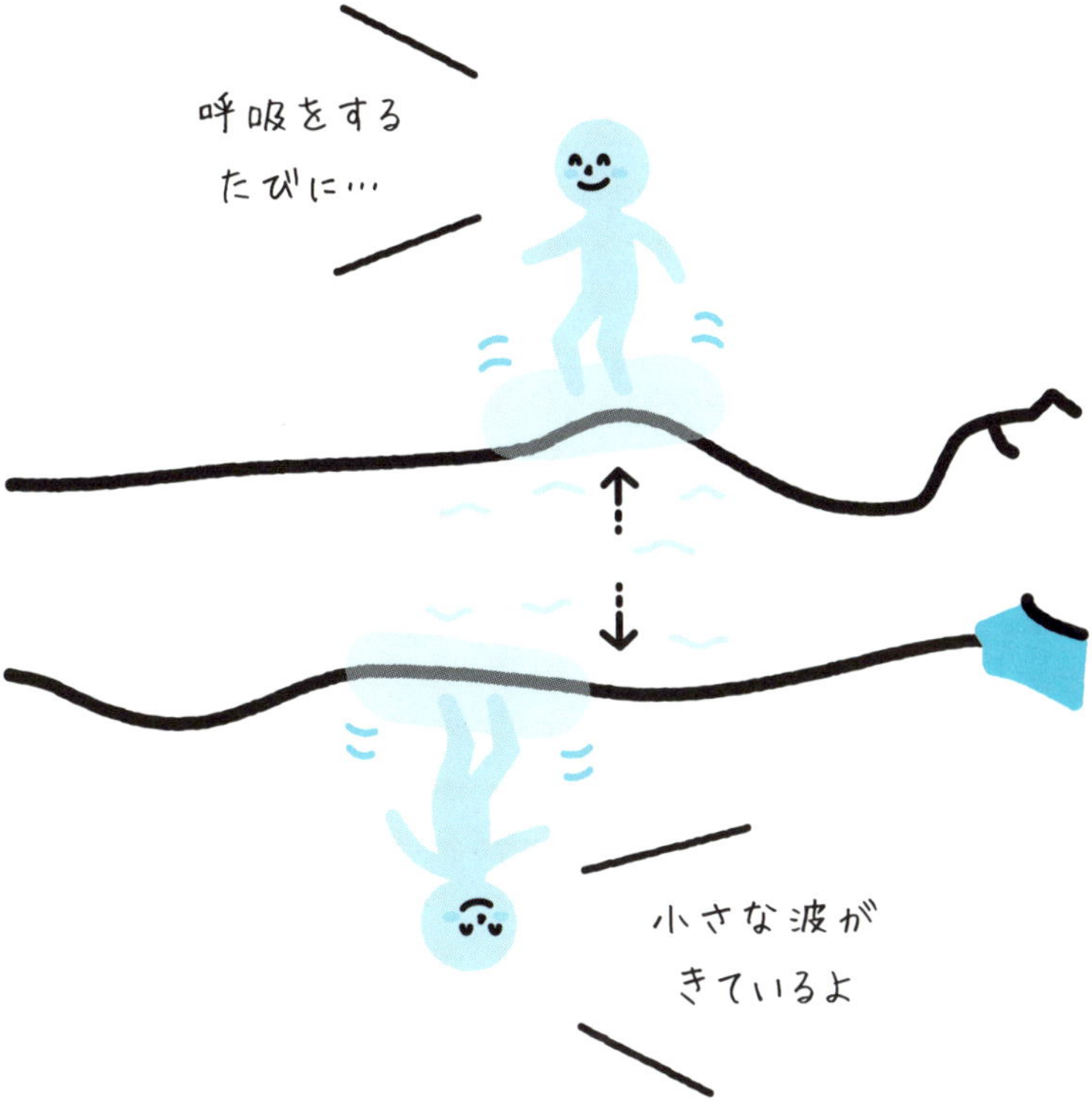

姿勢以外に改善できる症状

- 呼吸器系のトラブル
- 息苦しさ
- ストレスやイライラ

⑥ 呼吸によって胸郭が広がっていくイメージ

魔法のフレーズで「胸と背中」と言っていることに注意してください。**胸の前面だけではなく後ろ側、つまり背中も含めた胸郭を意識します。**

胸郭とは、胸の回りを覆う骨全体のことです。

姿勢が悪い人は、無意識に胸郭を縮めてしまう傾向があります。肺を伸縮させる範囲が狭くなれば、必然的に空気の出し入れ量も少なくなってしまいます。

呼吸が浅くなると、息苦しくなりますから、

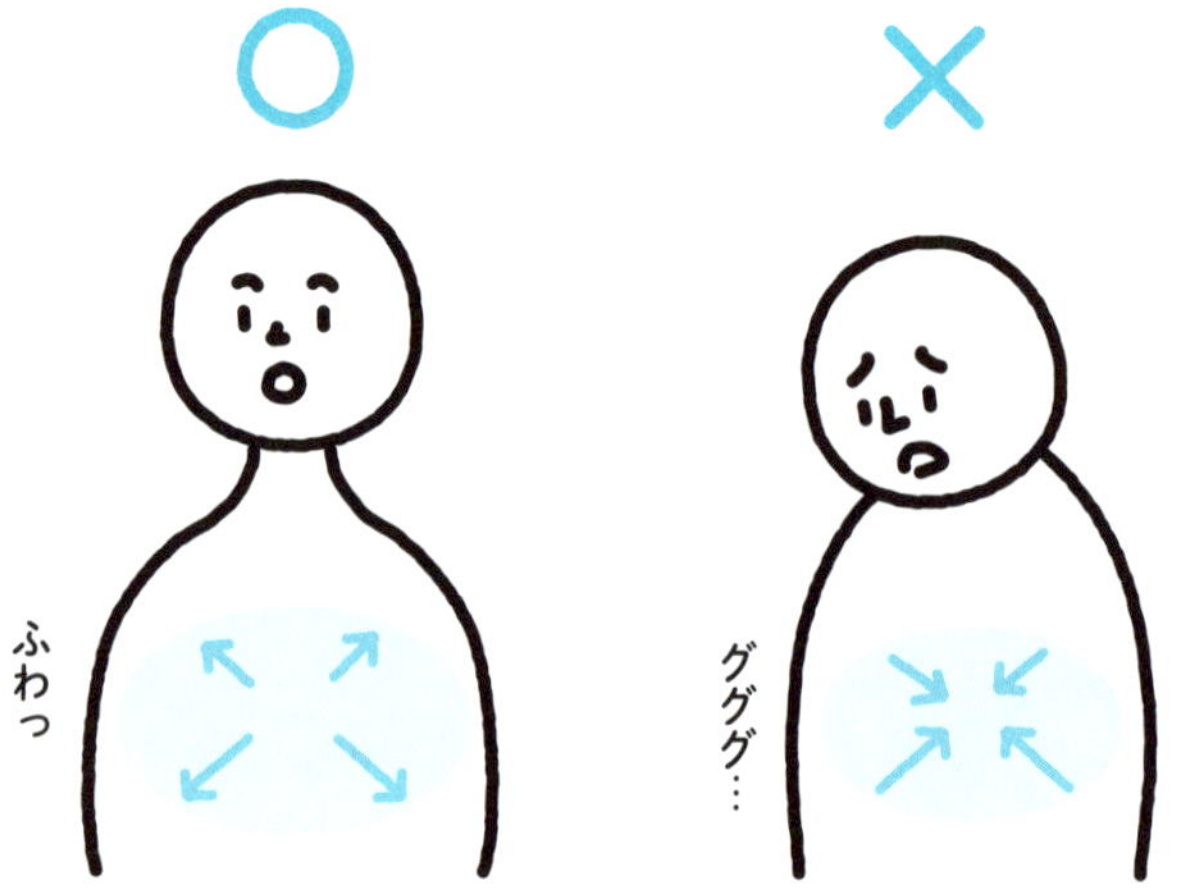

姿勢は崩れてしまいます。

さらに悪いことに、**息苦しいときほど、その苦しさから自分で腕を引きつけて、胸の広がりを狭めてしまっていることがほとんど**。姿勢が悪い人ほど、せきやぜんそくなど呼吸器系のトラブルに悩まされがちなのは、このためです。

当然、胸郭を解放すればこの問題は解決されます。


この魔法のフレーズでは、穏やかな波のように行ったり来たりするようにする、呼吸の「波」をイメージします。

この波のゆらぎが、胸と背中をゆるめつつ広げていく感覚に、身を任せてみましょう。ひきつけられていた腕も解放されて、ゆったりと胸郭を広げられるようになります。

このイメージは、とても立体的なものであることに注意してください。

「姿勢をよくする」と言うと、上方向を想像するかもしれませんが、ゆらぎというものは、上下前後左右ナナメとあらゆる方向に流れていくものです。

呼吸については、魔法のフレーズ⑩でもあらためて取り上げます。

魔法のフレーズ
7
胴体

体の中を落ちる滝を、
鯉《こい》が下から上へ
エネルギッシュに
昇っていきます。

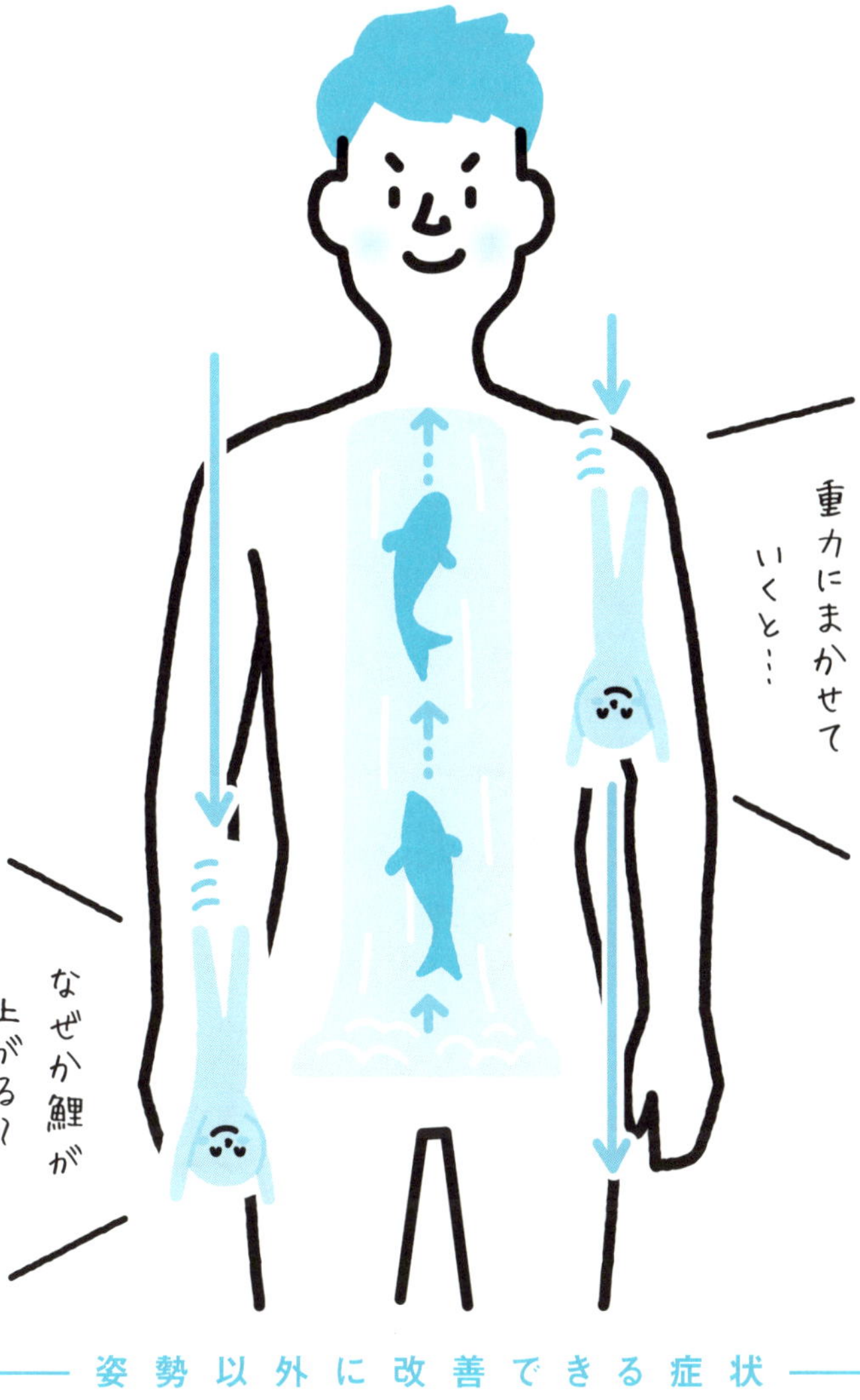

姿勢以外に改善できる症状

- 肩こり
- 腰痛
- 便秘
- 疲労
- 骨粗しょう症

7 重力に安心して身を任せるイメージ

「体の使い方が下手だなぁ、もったいないなぁ」と感じる人には、共通点があります。**無意識のうちに、重力に逆らっているの**です。

「気をつけ」の姿勢は、その典型ですね。重力の下向きの力に対して、上へ上へと逆らおうとしているために、体を緊張させてしまっています。

重力に戦いを挑んではいけません。
むしろ、重力に身を任せてしまいましょう。
この「鯉の滝昇り」の身体イメージが意味

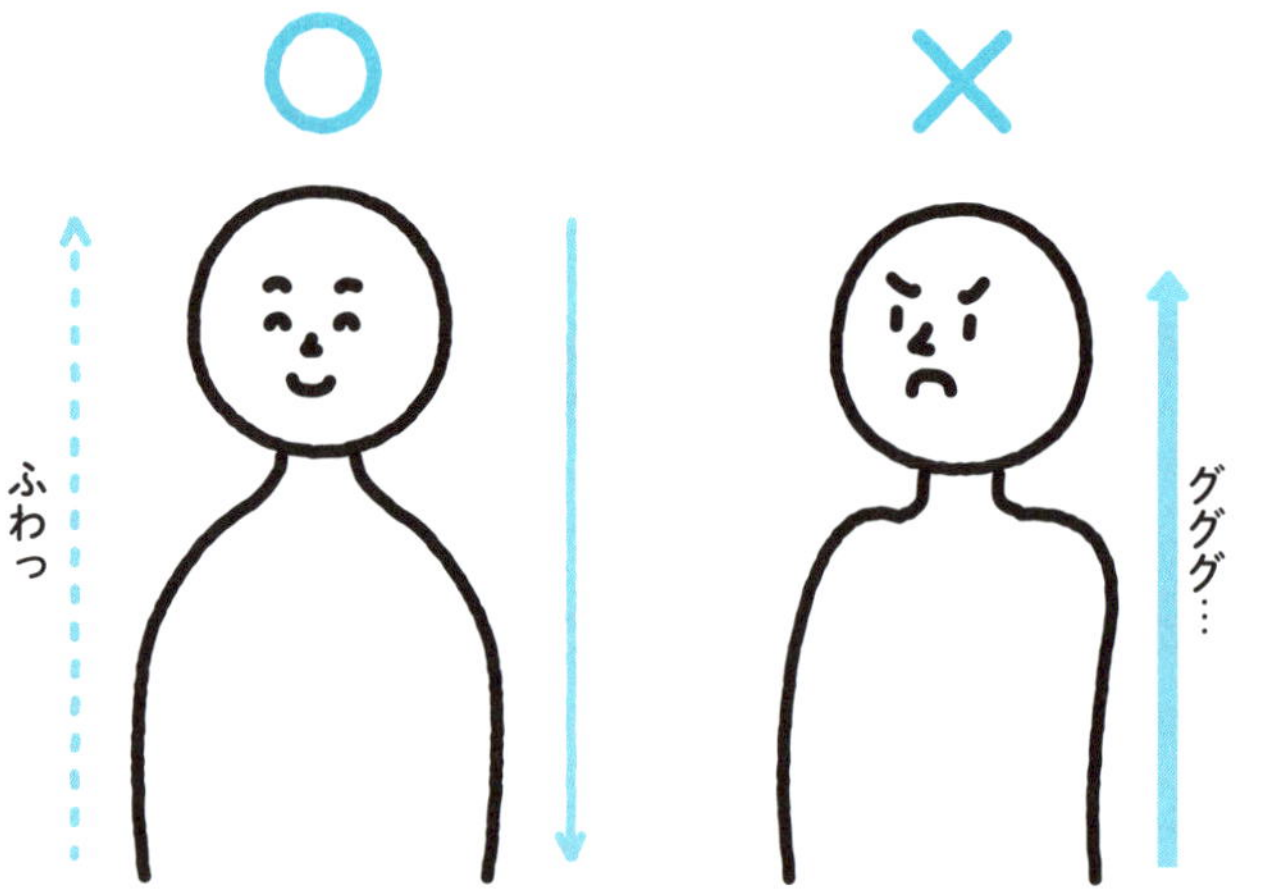

しているのは、「体の力を抜いたほうが骨で立てるようになるので、体の芯がしっかりする」ということです。

「体の中を上から下へと落ちる滝」は、体の重さや重力を表わしています。体の力を抜いていれば、頭や上体の重みに重力も加わり、「下へ、下へ」という重みの流れが形成されますよね。これが滝の水の流れです。

そして、「上へ、上へ」と昇ろうとする力強いエネルギーを元気な鯉に見立てています。先ほど、姿勢を「ふんわり」させるほど、「しっかり」してくると述べましたが、まったく同じことを別の表現で言っています。

このイメージに慣れ親しんでくると、自分の中を立ち昇る「鯉」を信頼して、安心して脱力できるようになります。重力はあなたの味方となり、だんだん「重みに縛られずに体を扱う」ことができるようになってくるのです。

ムダな負担をかけずに体を起こしておけるようになるため、長時間立っていたり、座っていたりしても、疲れを感じにくくなっていくことでしょう。

骨盤は
ワイングラスの底。
いつも静かに
ゆれています。

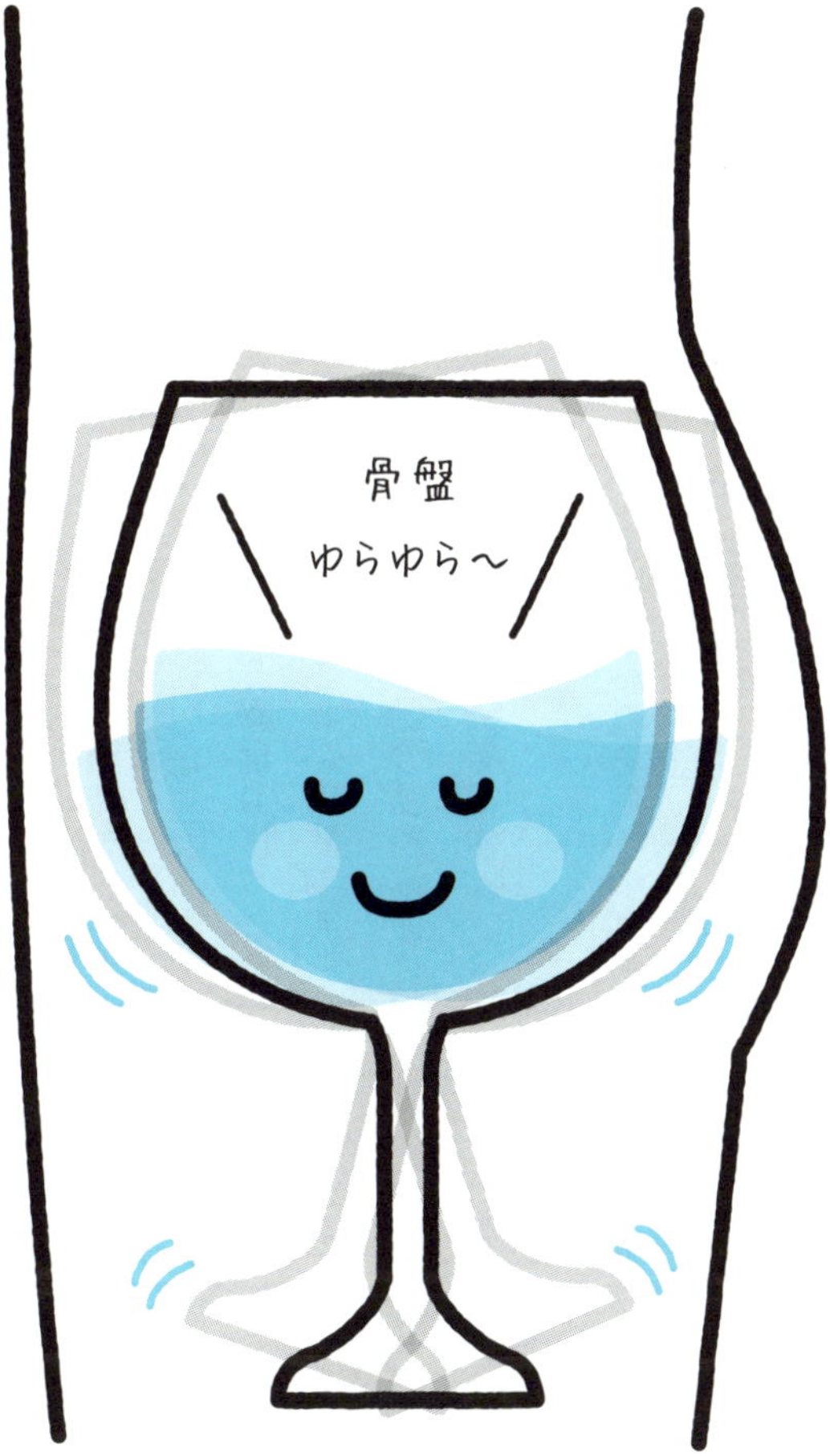

姿勢以外に改善できる症状

- 腰痛
- 便秘
- お腹の冷え
- 股関節痛
- 尿もれ

8 骨盤が動作に合わせて自由に動いていくイメージ

突然ですが、二大「ダメな姿勢」というものがあります。

1つめは、ねこ背。あごが前に出て、首が縮み、腰は張っています。

2つめは、反り腰。背中側の筋肉への負担が大きく、これもしんどい姿勢です。

この二大「ダメな姿勢」に共通していることがあります。

骨盤が傾いた状態で、ロックされてしまっているのです。骨盤がかたまってゆらがない状態だと、腰椎への負担が多くなって腰痛に

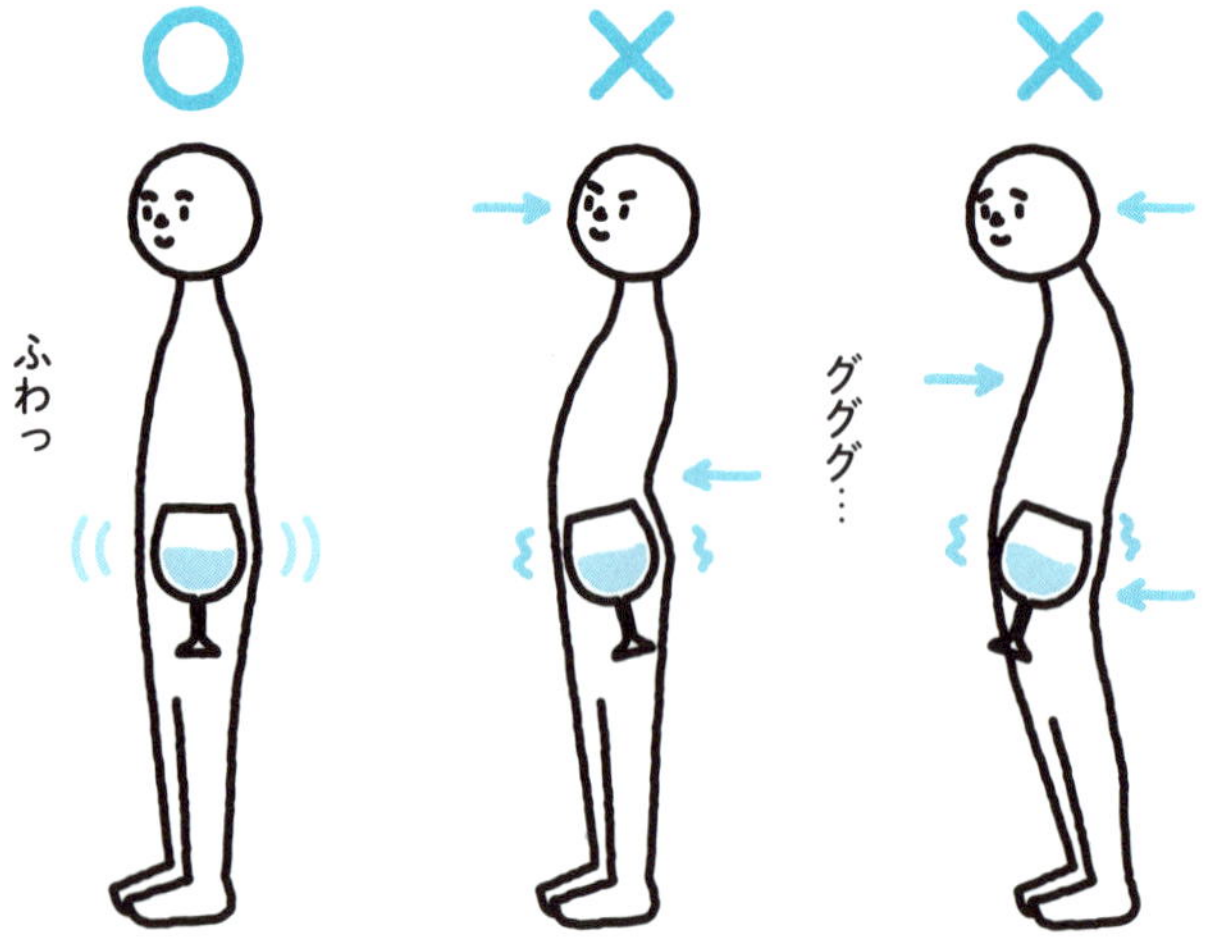

なりやすくなります。

人間の体は、常に微妙にゆらぎながら均衡を保っています。骨盤も例外ではありません。ゆらぎがあって骨で立っているほうが、上からのしかかる重さを分散して、体を効率よく支えられるようになるのです。

骨盤のゆらぎは、ワイングラスに似ています。ワイングラスの底のカーブのように、骨盤の底もゆるやかにカーブしています。

ワインは、グラスをゆらしても水平さを失いません。これが、**骨盤が姿勢や動作に合わせてゆれ（バランスボールを思い出してください）、体の重みがまっすぐ中心へ降りていく状態によく似ている**のです。

この魔法のフレーズで、骨盤がワイングラスの底のワインのように適度にゆれている状態をイメージできると、体をバランスよく支える力が高まっていきます。

その結果、二大「ダメな姿勢」にならず、ラクに姿勢を保てるようになります。

この魔法のフレーズは、デスクワークをしている方におすすめです。骨盤にゆらぎがあると、イスから背筋がスッと伸びていきます。ぜひ一度試してみてください。

足に沿って、
砂時計の砂がまっすぐ
落ちていきます。

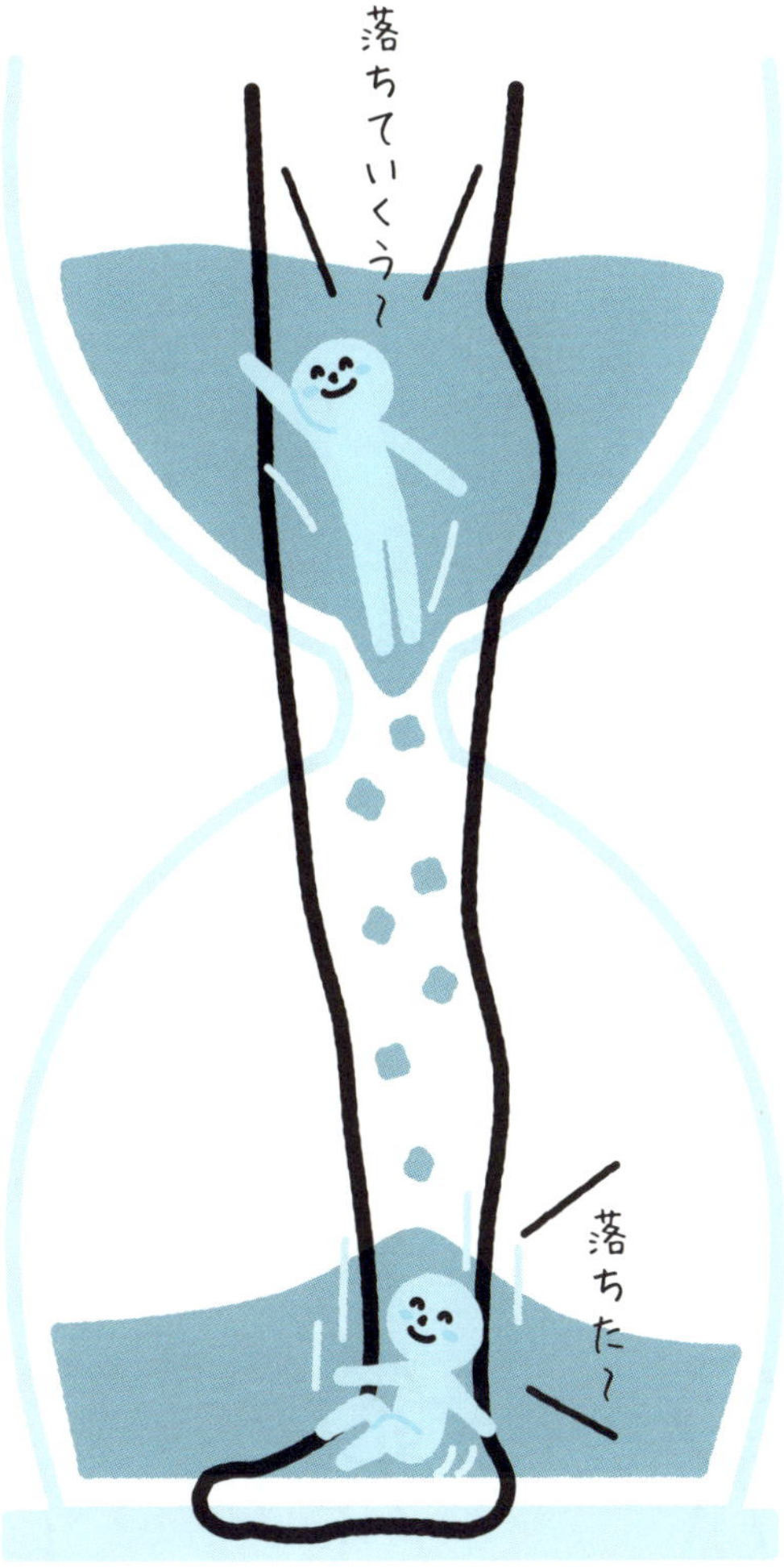

姿勢以外に改善できる症状

- ひざ痛
- 股関節痛
- 腰痛
- 外反母趾
- 胃の痛み
- 尿もれ

9 ひざがまっすぐなまま ゆるんでいくイメージ

2つ前の魔法のフレーズ7では、重力に逆らわず、むしろ重力を味方につけていく「胴体」の身体イメージを経験できたと思います。

今度は「下半身」、特に「ひざ」です。

ひざは、骨盤と同様にロックしてしまいやすい部位です。「じゃあ、ゆるめよう！」という話になりますが、実際はゆるめすぎもよくありません。

まず、「ひざの伸びすぎ」は反り腰を招きます。

反対に、「ひざの曲がりすぎ」は腰曲がり

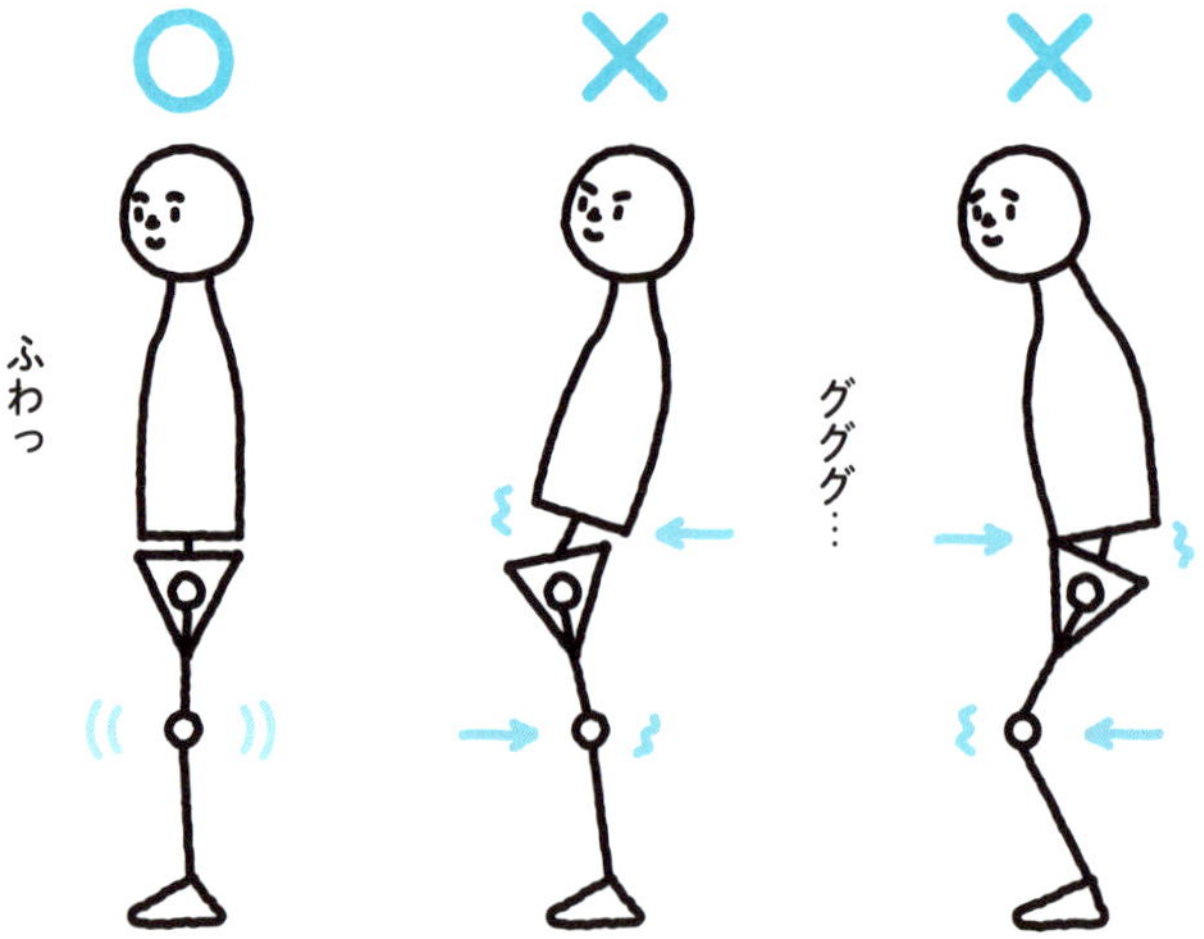

につながります。

どちらも腰痛の原因になりますから、避けなければなりません。

「ゆるんだまま、まっすぐ」で、体の重みがまっすぐ足裏へ落ちていくところを見つけていきましょう。そのために役立つのが、この魔法のフレーズです。

自分の腰のあたりから足元にかけて、足全体に大きな砂時計があるとイメージしてください。砂時計の砂は、重力にしたがってまっすぐ下へ落ちていきますよね。

腰から太もも、ひざ、ふくらはぎ、足裏へと、その砂がまっすぐ落ちていく様子を思い浮かべましょう。

さらに、落ちた砂が足元にどっしりとたまっていく様子もイメージできると、まっすぐな位置を見つけやすくなります。もしくは、横から見たときに、ズボンのサイドラインがまっすぐ垂直線上に延びているかを確認するのもよいでしょう（はいていなくても、はいているようなつもりで）。

なお、このフレーズは立ち姿勢でなければできません。座り姿勢では、同じく重力を味方につける❼で代用してください。

9
足

呼吸を味方につければ自然と姿勢はよくなる

最後に、最終兵器とも言える「とっておき」の魔法のフレーズをご紹介しましょう。

呼吸を味方につけるのです。

「いったい、どうして呼吸が姿勢に関係してくるの？」と、不思議に思っている方もいらっしゃるかもしれませんが、実は大いに関係ありなのです。

そもそも、人間にとっては、呼吸自体がゆらぎです。

繰り返される「吸う」「吐く」のリズムは、速くなったり荒くなったりすることもありますが、基本的には寄せては返す「さざ波」のように、穏やかに安定したペースでゆらぎ続けていきます。

この止まることのないゆらぎが、日々私たちの体を動かし、私たちの生命活動を支えている原動力です。

実は、**呼吸のゆらぎに姿勢や動作を合わせていると、私たちの身体機能はかなり引き上げられます。**力を入れずとも姿勢が安定するようになり、動作も流れるように美しく、力強くなっていくのです。

たとえば、テニスのサーブ。

まず、ボールを上にトスして、ラケットを頭の上に大きく振り上げる動きに合わせて、息を吸います。次に、少しだけ早く息を吐き始めて、その息に乗せていくようにラケットを振り下ろしていきます。

この方法だと、腕力があまりない方でも、驚くほど力強いサーブを打つことができます。テニスをやっている方は、ぜひ一度試し

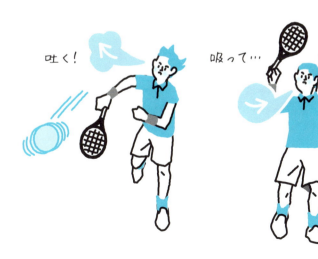

てみてくださいね。

「呼吸」と「姿勢」は、ほとんど一体のようなもの。切っても切れない関係にあります。なぜかというと、どちらも使う筋肉がほぼ同じだからです。

いわゆる呼吸筋は、肋間筋、僧帽筋、脊柱起立筋、腹斜筋、腹直筋、横隔膜など「呼吸に関わっている筋肉」の総称ですが、姿勢を維持する働きも兼務しています。

つまり、**姿勢のゆらぎも、呼吸のゆらぎも、結局は同じもの**なのです。

しかし実際には、ほとんどの現代人は、呼吸と姿勢がちぐはぐになっています。

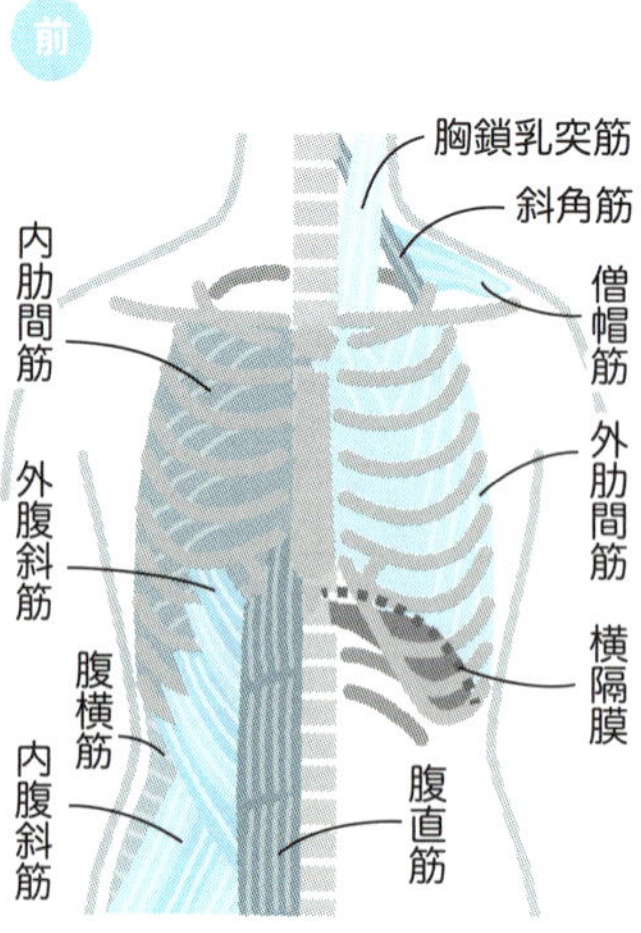

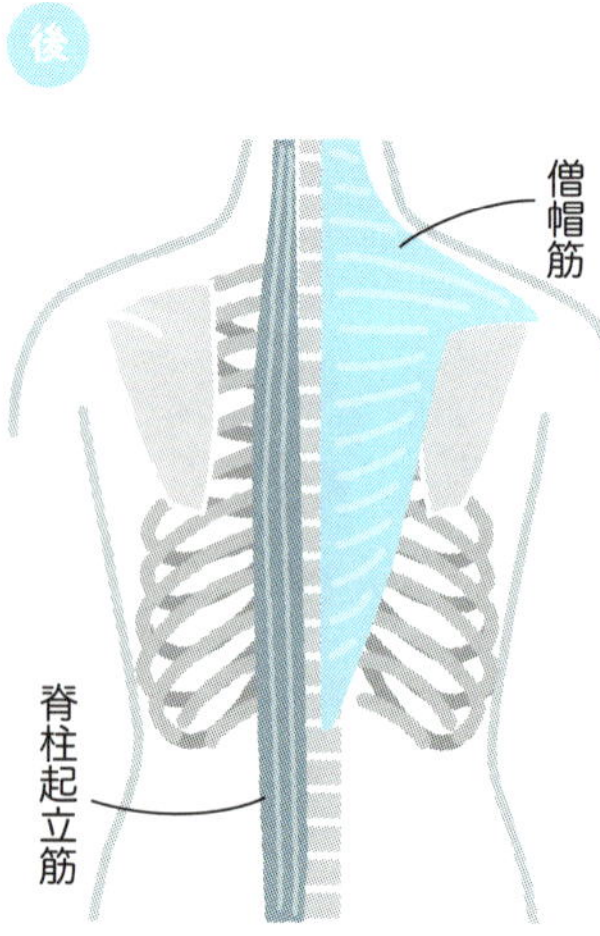

「呼吸」と「姿勢」がまったく別物だと考えられてしまい、1つのゆらぎとして連動・統合されていないのです。

もし緊張などで呼吸が浅くなっていれば、姿勢にゆらぎも起こりにくくなります。

反対に、「気をつけ」のような姿勢で力を入れていては、呼吸もおさえつけられて、ゆらぎは起こりません。


別々だと思っていた「呼吸」「姿勢」が実は1つのものだったと気づいたとき、ゆらぎは完成します。

深くてゆっくりした呼吸のゆらぎに導かれて、姿勢もゆらいでいる。

姿勢のしなやかなゆらぎの中で、深くてゆっくりした呼吸ができている。

これが「美しい」「疲れにくい」「動きやすい」姿勢に最も近い、理想の状態です。


では、最後の魔法のフレーズを紹介しましょう。

魔法のフレーズ

10

全身

吐く息で体がゆるみ、
吸う息で背骨が
立ち上がっていきます。
（そのまま数回、呼吸しましょう）

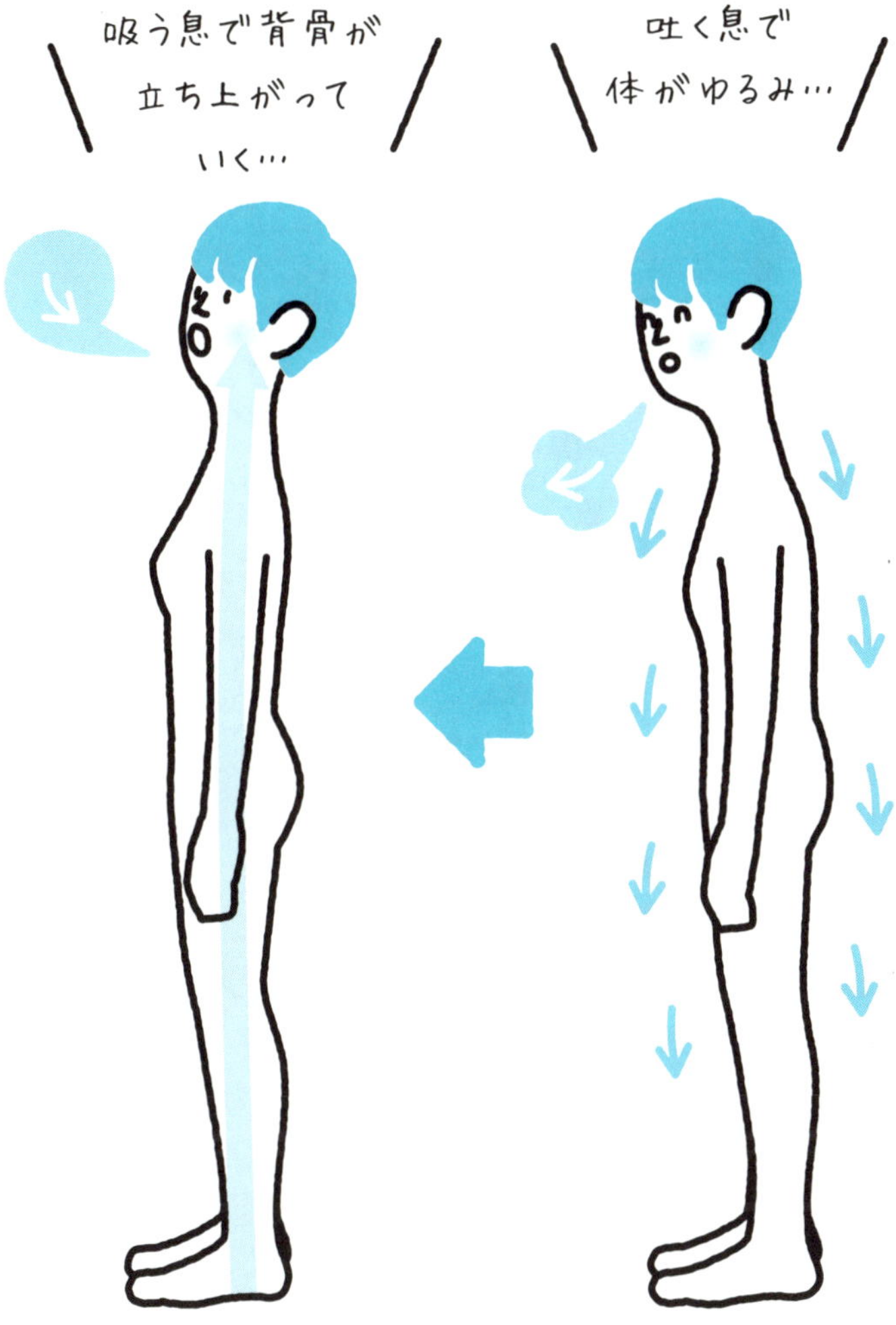
吸う息で背骨が
立ち上がって
いく…
吐く息で
体がゆるみ…

姿勢以外に改善できる症状

- うつ
- 疲れやすさ
- 肥満
- 骨粗しょう症
- 高血圧
- 静脈血栓症（予防）

10 呼吸のゆらぎに身を任せていくイメージ

このフレーズは、となえながら数回呼吸をしてみてください。体が前後にゆらいでいくのを感じましょう。

吐く息で体の力が抜けて、吸う息で姿勢が自然と伸びていく感じがしませんか？

私は、人間の呼吸には「姿勢維持装置」の働きがあると考えています。

私たちは呼吸をしながら、無意識のうちに姿勢を微妙に修正しています。

吐く息で筋肉が「ふんわり」とゆるんでいき、吸う息で背骨が「しっかり」と立って、

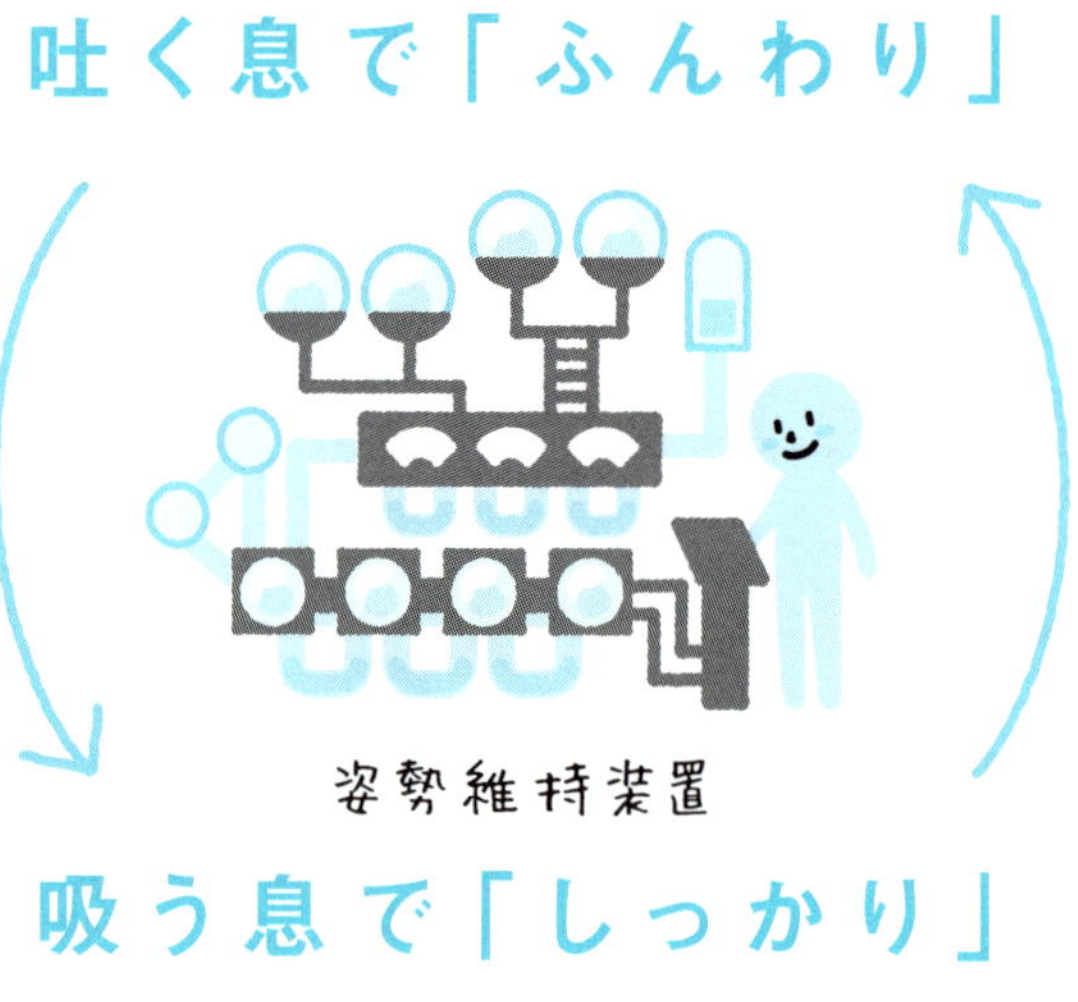

伸び上がっている。これは決して気のせいではありません。

呼吸には「姿勢維持装置」としての働きがあるにもかかわらず、姿勢が崩れてしまうのはなぜなのでしょうか。

それは、**呼吸のゆらぎに身を任せることができていないから**です。

逆に言えば、呼吸のゆらぎに身を任せてさえいれば、基本的にねこ背になることはありません。


魔法のフレーズで体を「ふんわり」させると、姿勢が「しっかり」してくる。

そのような順番でお伝えしてきましたが、この魔法のフレーズ⑩は、1つで「ふんわり」と「しっかり」の両方を実現できる、万能薬のようなフレーズです。

魔法のフレーズ❶〜❾でゆらぎの感覚をしっかりつかむことができれば、魔法のフレーズ⑩だけで姿勢をメンテナンスしていくことも十分に可能でしょう。

そういう意味で、この魔法のフレーズは「とっておき」なのです。

魔法のフレーズの使いこなし方、使い分け方についてはのちほど説明します。

姿勢維持装置の機能を増幅させる「おじぎ呼吸」とは？

ここまでお伝えしてきた10の魔法のフレーズは、とても簡単で即効性のあるメソッドです。

ここからは、「もっと早く姿勢をよくしたい」「もっとしっかりと心身の緊張をとっていきたい」という熱心な方のために、ちょっとしたエクササイズを用意いたしました。

それが「おじぎ呼吸」です。

動作としては、呼吸の出し入れに合わせておじぎを数回行うだけ、というもの。
先ほど説明したように、呼吸には、押しては返していく波のように、上体を前傾させては戻していくゆらぎがあります。

これって、おじぎの動作に似ていると思いませんか？

このおじぎの動作に合わせて、ゆっくり息を出し入れすると、呼吸と姿勢のゆらぎが一体化してきます。

すると、**吐く息で筋肉が「ふんわり」とゆるんでいき、吸う息で背骨が「しっかり」と立って、伸び上がっていく姿勢維持装置の機能を増幅**させることとなり、よりいっそう「勝手に姿勢がよくなっていく」というわけです。

さらに、ポイントになってくるのが54ページで「美しい」「疲れにくい」「動きやすい」姿勢をつくるために重要だと強調した「姿勢の急所」です。

「姿勢の急所」がゆらいでいるほど、呼吸と姿勢のゆらぎも連動・統合されて、姿勢維持装置が機能しやすくなります。

反対に、呼吸によるゆらぎが正しく機能しているほど、「姿勢の急所」がゆらいだ状態を保ちやすくなります。

この相乗効果と、ポジティブなスパイラルをつくっていくのが、この「おじぎ呼吸」なのです。

やり方は、次の通りです。

おじぎ呼吸のやり方

1

指をほおぼねの前に当て（54ページ参照）、魔法のフレーズ❶❷で「姿勢の急所」を解放

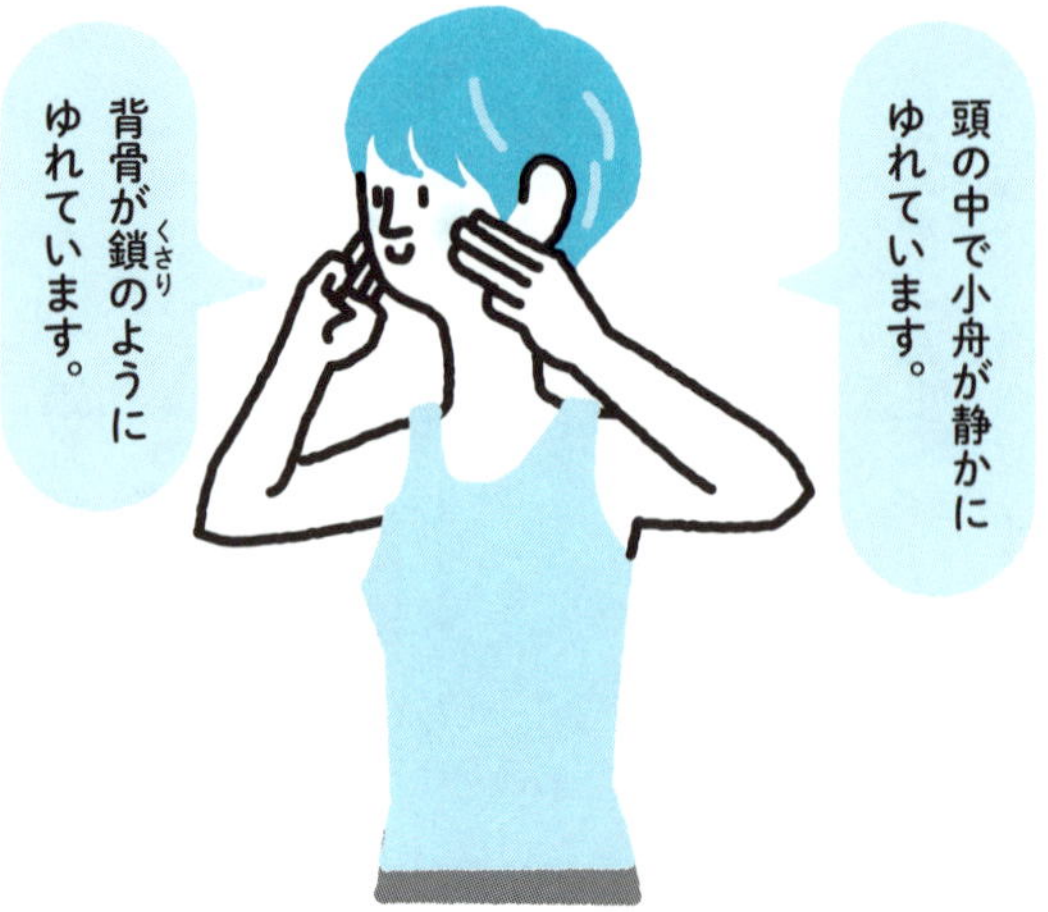
頭の中で小舟が静かにゆれています。
背骨が鎖《くさり》のようにゆれています。

2

その状態で吐く息に合わせて、おじぎをする。

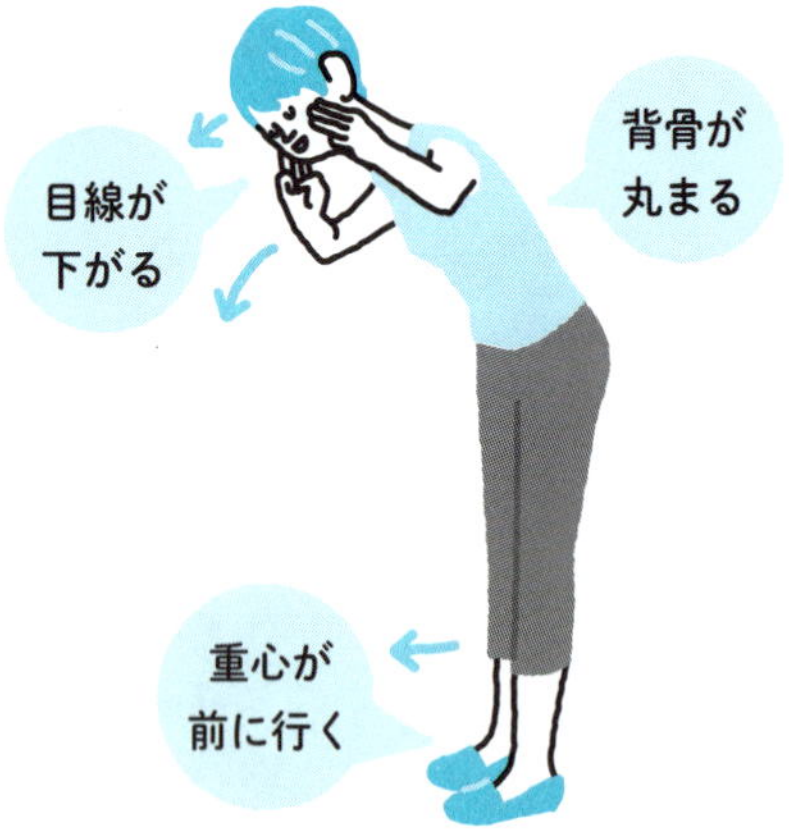
背骨が丸まる
目線が下がる
重心が前に行く

3

吸う息に合わせて、
元に戻る。

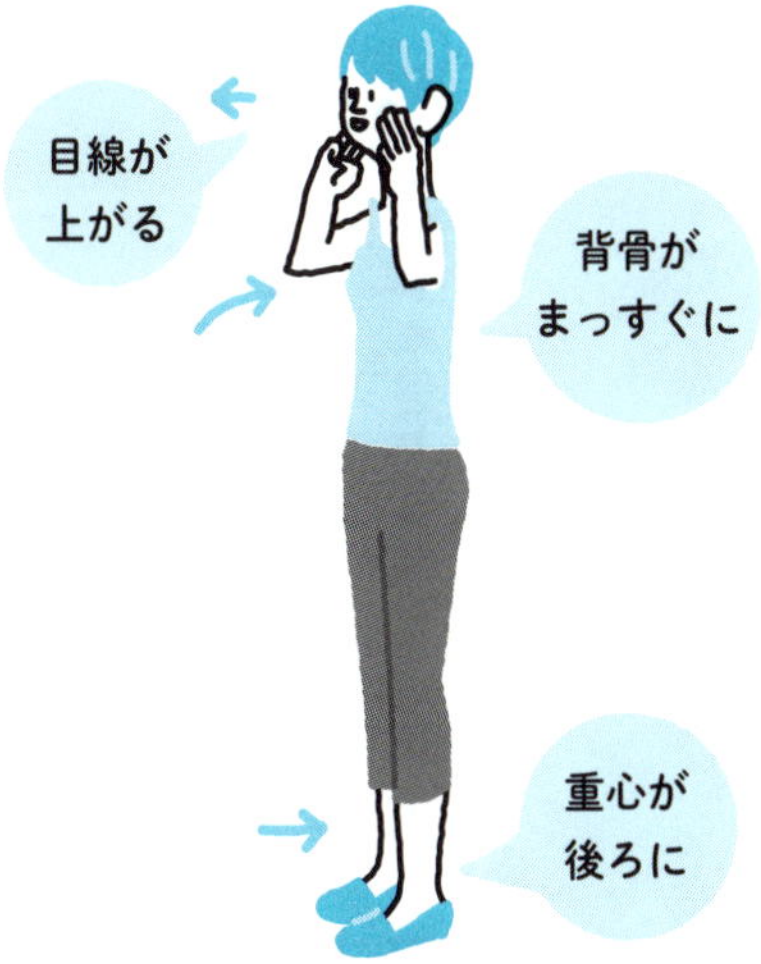
目線が
上がる
背骨が
まっすぐに
重心が
後ろに

4

そのときに、
「姿勢の急所」が
ゆらいでいることを
感じる

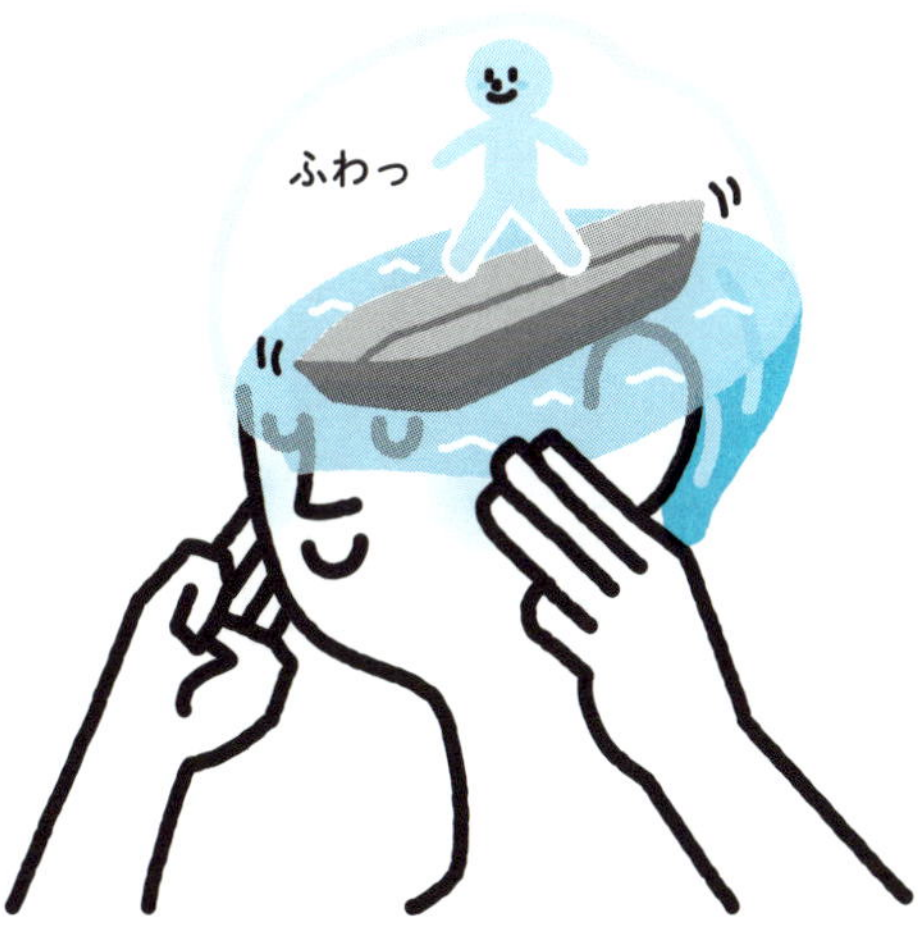
ふわっ

2〜4を、3回以上繰り返す

前のページの「おじぎ呼吸のやり方」で注意点をいくつか挙げていますが、ここで簡単に補足説明したいと思います。

私はおよそ20年にわたり、より快適で美しい姿勢や動きを研究してきて、1つの結論にたどり着きました。

体が本当の意味で、「美しい」「疲れにくい」「動きやすい」状態にあるとき、呼吸に合わせて「目線」「背骨」「重心」に3つのことが同時に起こっているのです。

- **吐く息とともに、目線が下がる。吸う息とともに、目線が上がる**
- **吐く息とともに、背骨が丸まる。吸う息とともに、背骨が元に戻る**
- **吐く息とともに、重心が前に行く。吸う息とともに重心が後ろに戻る**

ヒントになったのは、太極拳の動きです。詳細は省きますが、太極拳では呼吸というゆらぎに体を委ね、ラクでムダのない体の動かし方を身に付けていきます。

吐く息と吸う息に合わせて、目線や背骨、足裏の重心がこのように動いていく状態こそ、「最も体の機能・構造と、自然界のゆらぎに合った究極の状態」であることに、私は気づいたのです。

体にとって本当に自然な動きをなぞることで、**長年にわたり蓄積された「不自然」な筋緊張やクセを解消し、失われたゆらぎを取り戻すことができる**のです。

「おじぎ呼吸」では、先ほどお伝えした「目線」「背骨」「重心」の3つの動きを一度に行います。まとめると、次のようになります。

- **吐く息とともに、下を見て、背骨が丸まり、重心が前に行く**
- **吸う息とともに、前を見て、背骨がまっすぐになり、重心が後ろになる**

なぜ「目線」「背骨」「重心」に注意を向けるべきなのか。それぞれ説明しましょう。

【目線】おじぎで下を見て、戻るときに前を見る

目は、私たちにさまざまな緊張をもたらしている情報の入り口です。

息を吐きながら下を向くときは、「情報の入り口」にシャッターを下ろすつもりで行うとよいでしょう。そうして雑念を振り払ったうえで、息をゆっくり大きく吸いながら頭を上げていくのです。

このとき、**あごを引いたまま、遠くの下のほうを見ます**。あごを上げて上のほうを見てしまうと、体で重みを支えるバランスが偏ってしまうので注意してください。

25メートルプールの反対側にあるものを漠然と見るような感覚です。

そうやって遠くの世界にフォーカスを合わせると、いまの自分の呼吸や姿勢に対して、力まずに意識を向けられるようになります。

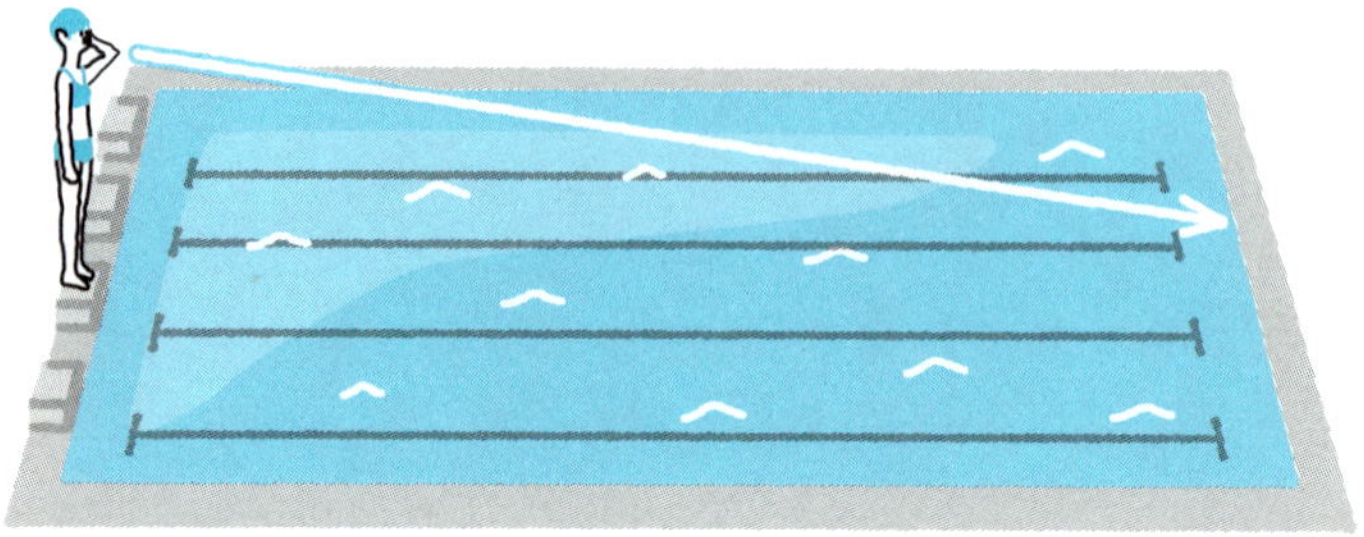

【背骨】おじぎで背骨が丸まり、戻るときにまっすぐになる

体を丸めるときは「息を吐きながら筋肉の緊張をゆるめる」。

体を戻すときは「息を吸いながら背骨を起こして骨で立つ」。

筋肉から骨へ、バトンタッチするようなつもりで行うといいでしょう。

姿勢が悪い人は、背骨のS字カーブが崩れたことで重みがうまく分散できず、あちこちの筋肉や関節に負担をかけてしまいます。

呼吸に合わせて背骨をゆらがせると、背骨の荷重分散機能が回復して、筋肉や関節に負担をかけず、「骨の力」で立てるようになります。全身の力を抜いていても、上から下までまっすぐ芯が通ったきれいな姿勢で立てるようになっていくのです。

【足裏】おじぎで重心が前に、戻るときに重心が後ろにいく

大きくゆっくり呼吸しながらおじぎをするときに、足裏の重心もゆらいでいくこと

を感じましょう。吐くときには重心がつま先側に前へ、吸うときには重心がかかと側に後ろへ、ゆらいでいくようにします。

息を吐くときには、体が前に傾き、自動的に足指に力を込めて踏ん張ることになります。それが足裏のバランス感覚を取り戻すことにつながるのです。

体を立てるときは、大きくゆっくり息を吸いながら、足裏のバランスを安定させるように起こしてください。

イメージとしては、自分の中に息が送り込まれるのにしたがい、しぼんでいた風船が立ち上がっていくように、体がすっと立ち上がっていくような感じです。

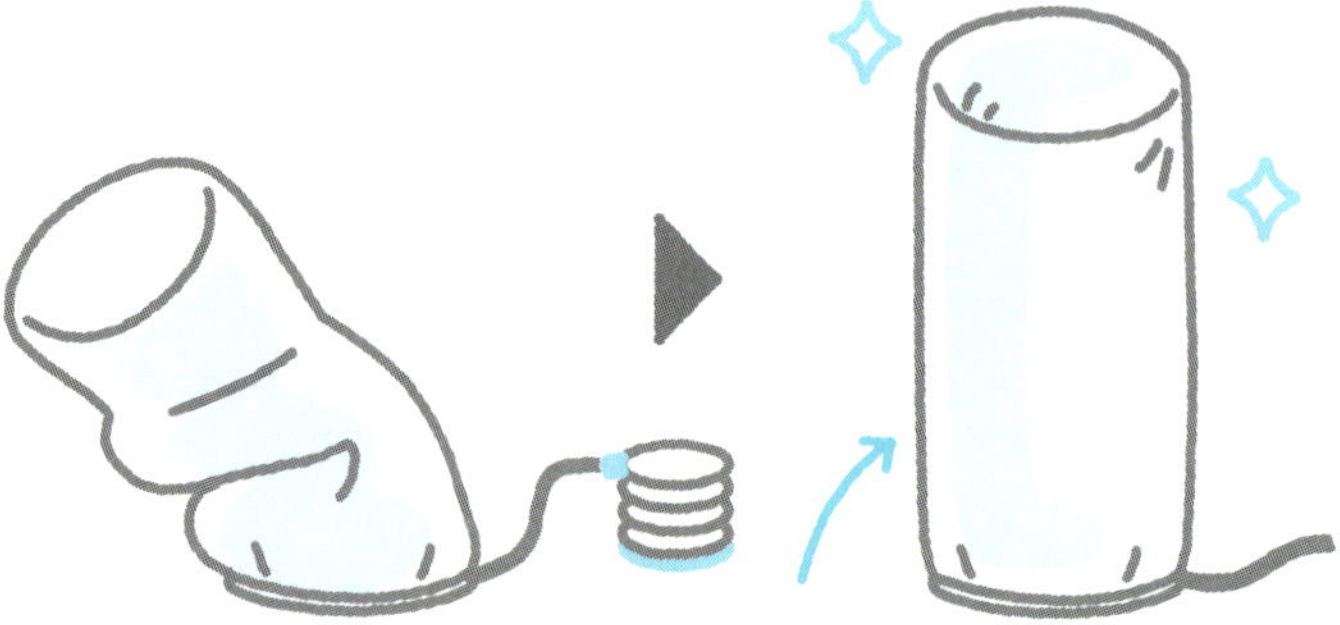

「重心は、つま先側とかかと側、どちらが正解でしょうか？」

この質問はたびたび受けるのですが、実はこの質問自体が間違っています。

というのも、**体はいつも前へ後ろへと微妙にゆらいでいるので、そのゆらぎに合わせて重心を移しているのが最も自然な状態**だからです。

ところが、現代人の多くは、足裏のバランス感覚がたいへん鈍ってしまっています。足裏の重心にもクセがついて、姿勢がゆがんでしまった人も少なくありません。

「おじぎ呼吸」を続けてゆらぎの中で足裏のバランスがつかめるようになれば、しっかり地面を踏みしめて、安定したきれいな姿勢をとれるようになっていきます。

「おじぎ呼吸」のコツは、魔法のフレーズと同様に、頑張らないこと。**呼吸をしているのか、おじぎをしているのか、よくわからなくなったら正解です**。

さて、この章では10の魔法のフレーズと、「おじぎ呼吸」というエクササイズを紹介しました。

次の章では、これらをどう日常生活で活用していくかについてお伝えします。

エピソード 2

姿勢も不調も改善！
特命理学療法士大橋しん

「おかあさん、最近すっごくねこ背だよ」と娘に言われ、自分を取り戻そうと決意しました

「おかあさん、最近すっごくねこ背だよ。なんか体が悪い人みたい」――娘にそう言われたときは、けっこうショックでした。私はNPO法人を自分で立ち上げ、これまで目が回るような忙しい日々を送ってきました。でも、娘に言われて鏡を見れば、たしかにそこには〝これが自分!?〟と疑いたくなるような丸い背中のシルエットが映っている……。私は時間を巻き戻して、姿勢がよかった頃の自分を取り戻したい気持ちになりました。

そこで頼ったのが大橋先生のセッション。先生に魔法のフレーズや姿勢、呼吸の手ほどきを受けると、なんと、その日のうちに丸かった背中がスラッと伸びたのです。それに、深く呼吸できるようになり、お腹の底から元気が湧いてくるような感覚もありました。また、続けるうちに、足や顔のむくみも改善し、仕事が忙しいときもイライラせずに落ち着いていられるようになっていきました。

私は、大橋先生に救われ、時間を巻き戻してもらって、自分を取り戻すことができたと感じています。最近は、体もよく動くし、頭もクリアに働いて、なんだか、自分を取り巻くこの世界がとてもやさしいものに見えてきました。これももしかしたら「若返り」の効果なのかもしれません。

―― Sさん（65歳・NPO法人代表）

第3章

人生が変わる魔法のフレーズ徹底使いこなしガイド

頑張らなければ頑張らないほど姿勢はどんどんよくなる

「魔法のフレーズをとなえるときの、コツは何ですか？」

これは、患者さんによく聞かれる質問です。私はいつもこう答えます。

「頑張らないことです！」

そう言うと、みなさんちょっと戸惑った表情をします。だって、姿勢をよくしたいと思って、その努力をするつもりで私のところに来ているわけですから。

頑張りというのは、体を緊張させるアプローチです。無意識の心身の緊張があなたの姿勢を崩してしまっているのに、頑張ってしまったら逆効果になります。

たとえば、魔法のフレーズ❶「頭の中で小舟が静かにゆれています」をとなえるときに、「ゆらげ!!!!!」と気合を入れて叫ぶように念じたら、どうなるでしょう？

多少はゆらいでくるかもしれませんが、あまり効果は見込めないと思います。

それよりは、静かに「ゆれています……」と、ボソッとつぶやくくらいの気持ちでとなえるほうが効果的です。

やる気ゼロでも大丈夫ですので、ぜひ気楽な気持ちでのぞんでください。

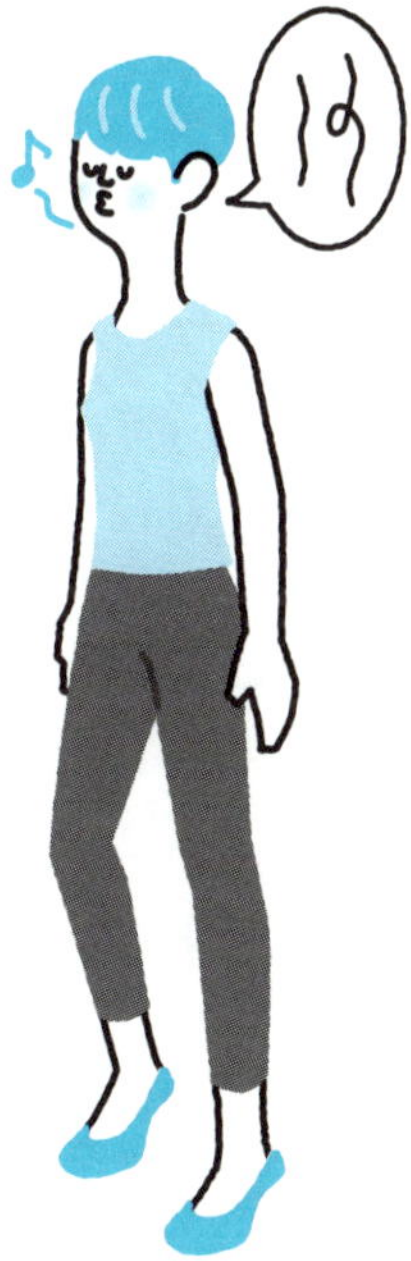

そのほうが、体がよけいなことをしませんので、フレーズがもたらすイメージを素直に受け取ることができます。

結果として、上手に力を抜いて、骨で立つことができるのです。

「頑張らない」を別の言葉で言うと、「よけいなことをしない」ということ。

そもそも、私の専門であるアレクサンダー・テクニークは、「しようとしていないのに、無意識にしてしまっていることをやめていく」というアプローチです。

魔法のフレーズは、みなさんに次のような「新しい選択肢」を提供します。

- **姿勢をよくしたいときほど、力を抜いていく**
- **不安やプレッシャーを感じたときほど、力を抜いていく**

その結果として、「美しい」「疲れにくい」「動きやすい」という理想的な姿勢を手に入れられるだけでなく、いままで以上に不安やプレッシャーに強くなれるのです。

また、後で述べるように、健康や美についてのうれしい副産物もあります。

先ほどの2つは、ふだんみなさんがやっていることの「逆」だと思いますが、魔法のフレーズを活用していくためにはとても大切な方針です。

常に頭の片隅に置いておいてほしいと思います。


体を緊張させやすいシーンで、超一流のアスリートや俳優のように、逆に力を抜いていく。これができるようになると、人生の質が、生きやすさが変わってきます。

もちろん、「姿勢をよくしたいとき」「不安やプレッシャーを感じたとき」に限らず、常日頃からなるべく力を抜いていくことも大切です。

これを機に、「頑張ることをやめる」という視点をみなさんに身に付けていただけたら、著者としてこれ以上うれしいことはありません。

まずはこの本を見ながら何度も魔法のフレーズをとなえてみよう

この本は、一度読んでいただいただけでも、姿勢がよくなったことを実感できるように設計されています。

とはいえ、「1回読んで終わり」では、もったいないと私は思います。フレーズ1から10まで順番に、数回はとなえてみていただきたいというのが本音です。

魔法のフレーズは、全部で10あります。「多いなぁ……」と思うかもしれませんね。

でも、ちょっと考えてみてください。

10のフレーズをすべてとなえても、だいたい1分で終わります。1分で「美しい」「疲れにくい」「動きやすい」姿勢が手に入るのなら、安いものではないでしょうか。

「いちいち本を見るのはめんどくさい」という人のために、本書の最初に、魔法のフレーズをすべてまとめた一覧表を用意しました。切り取って手元に置いておくこともできるので、ぜひ活用してみてください。

でも、一覧表はそのうち不要になってしまうと思います。

というのも、**魔法のフレーズは、とっても覚えやすい**のです。

これらのフレーズはすべて「イメージ」と「イメージがもたらす感覚の体験」をともなっていますから、スッと頭に入っていくのです。

患者さんにこのフレーズを教えると、ほとんどの人がその日のうちに覚えてしまいます。素敵なイラストも、イメージを強める手助けをしてくれることでしょう。

魔法のフレーズで、ゆらぎを体に覚えさせていけば、いつのまにかフレーズはすべて暗記していると思います。

これらのフレーズをマスターしたという事実は、あなたが今後の人生を生きていくにあたって、とても大切な宝物に、そして強力な武器になっていくはずです。

毎日のメンテナンスとして、そして非常時のリカバリーとして、今後あなたを幾度となく助けてくれることでしょう。

ここでは、その具体的なヒントをお伝えします。

1分でできる！生活習慣の中に10のフレーズを取り入れよう

姿勢は、気づいたときには崩れてしまっているものです。

同様に、心の状態もいつのまにか悪くなってしまったりします。憂鬱になっていたり、イライラしていたり、混乱していたり……。心と体はお互いに影響し合っていますから、ある意味では当然と言えるでしょう。

ですから、姿勢や心のコンディションが悪くなる前から、魔法のフレーズでゆらぎのある姿勢を保っていくことが大切です。
❶～❿をすべてとなえても、所要時間は1分程度。ちょっとした隙間時間や、何かのついでにとなえるようにすれば、いつでも姿勢を整えていくことが可能です。

たとえば、朝起きて、シャワーを浴びたり入浴しているとき。新聞を取りに行くとき。朝食をつくっていて、加熱調理が終わるのを待っているとき。家を出て、最寄り駅や駐車場まで歩いていくとき。仕事や家事の合間に、トイレに行くとき。出先への移動中、歩いたり電車に乗っているとき。昼食時に、コンビニや飲食店まで歩いていくとき。夜、駅まで歩いていくとき。入浴時。……などなど。

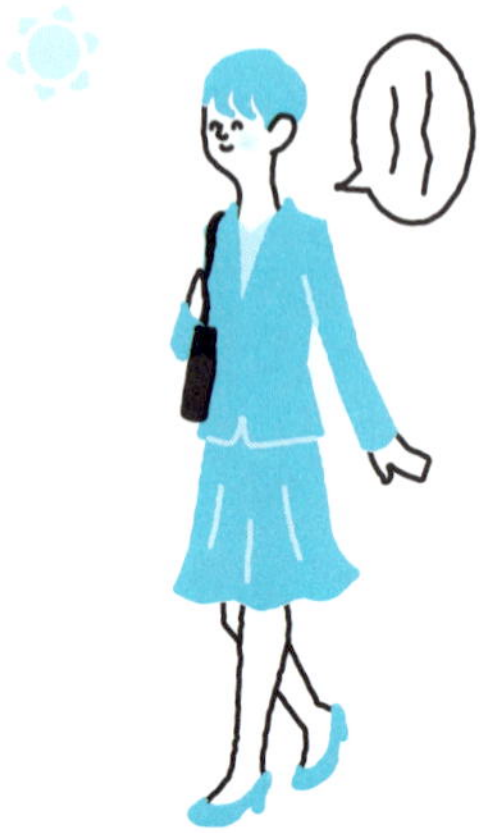

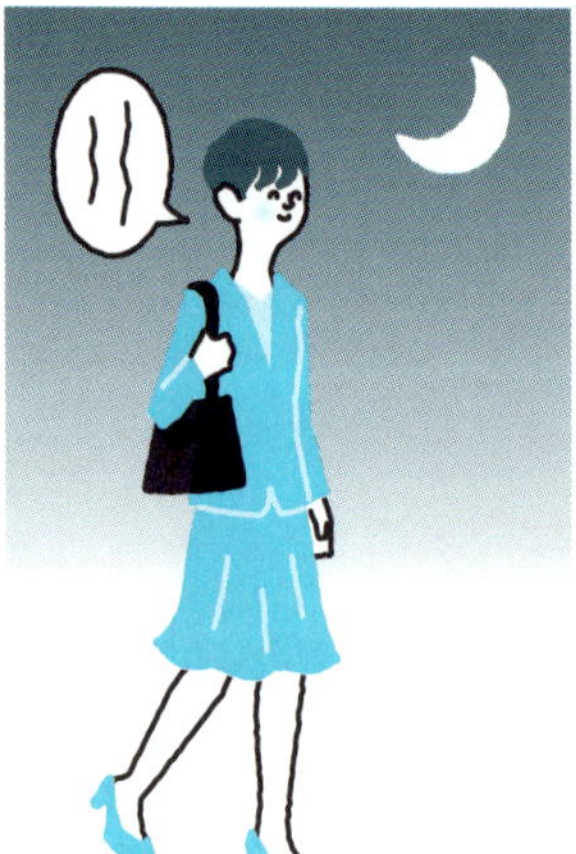

このように、1分程度の時間は簡単に見つけられると思います。ゆらぎを保ち、体に覚えさせるためにも、コツコツとフレーズをとなえていきましょう。

もちろん、10個すべてではなく、お気に入りのフレーズや、そのときその瞬間に必要と思われるフレーズをとなえるのでもOKです。これについては後述します。

一瞬でできる！お気に入りのフレーズでピンチでも即リカバリー

10のフレーズを何度もとなえてみて、もしかしたら、お気に入りのフレーズが見つかったかもしれませんね。

私は、❷の「背骨が鎖のようにゆれています」が一番好きです。心が動揺したとき、混乱したとき、リカバリーのために、よくこのフレーズをとなえています。

ちなみに私の妻は、❺の「春、アルプスの雪がとけるように、両肩がゆっくり離れていきます」が好きなのだそうです。

何が言いたいのかというと、**人によってベストなフレーズは異なる**ということ。

あなたにとってベストなフレーズは、誰かにとってもベストとは限らないのです。

生まれ持った骨格や体型は人それぞれ。どんな風に生まれ育ち、心と体にどんなクセがついているのかも、どんなときにどう姿勢が崩れていくかも、人それぞれです。

「このフレーズは特に気持ちいいなぁ」

「すごくラクになったなぁ」

「私のためのフレーズだなぁ」

そう思えるような、あなたのベストフレーズはどれでしょうか？

1～3つほど挙げてみてください。


私のお気に入りは、次のフレーズです。

1位

2位

3位

1位のフレーズだけなら、約6秒でとなえおわります。 3位まででも、せいぜい18秒程度しかかかりません。

「いざというときにとなえるフレーズ」を事前に決めておくと、どんなピンチでもリカバリーできるようになります。

緊張して骨盤回りをかためてしまいがちな人は、フレーズ8の「骨盤はワイングラスの底。いつも静かにゆれています」をとなえるとよいでしょう。

表情がかたくなってしまう人は、フレーズ1の「頭の中で小舟が静かにゆれています」をとなえれば、頭や顔の筋肉もほぐれて、笑顔で仕切りなおせるかもしれません。

苦しいとき、余裕のないとき、混乱しているとき……、あなたのベストフレーズをとなえてみてください。きっと、ピンチから救ってくれるはずです。

もちろん、パッと頭に浮かんだフレーズをとなえるのでも大丈夫。

体のほんの一部分だけにでもゆらぎを呼び込んで、力を抜いていけば、最悪の状態から脱出する糸口がつかめます。

その後も魔法のフレーズをコツコツととなえて、リカバリーしていきましょう。

12秒でできる！「姿勢の急所」を解放する2つのフレーズ

お気に入りのフレーズを決めるときに迷うなら、次の2つをおすすめします。

・**魔法のフレーズ①「頭の中で小舟が静かにゆれています」**
・**魔法のフレーズ②「背骨が鎖のようにゆれています」**

この2つのフレーズは「姿勢の急所」、つまり頭と背骨が接する環椎後頭関節をダイレクトに解放していくものです。

背骨と頭がお互いに自由であるとき、私たちははじめてラクで快適で美しい、本当の意味でのよい姿勢を手に入れることができます。

すべてのフレーズをとなえている時間や余裕がないときも、迷ったらこの2つをとなえておけば、基本的に間違いありません。**とても優秀な鉄板フレーズ**です。

呼吸という「姿勢維持装置」を起動&常駐させよう

もう1つの有力な候補は、次のフレーズです。

・**魔法のフレーズ⑩「吐く息で体がゆるみ、吸う息で背骨が立ち上がっていきます。」**

これは、呼吸の「姿勢維持装置」としての働きをインストールしていくものです。吐く息で筋肉が「ふんわり」とゆるんでいき、吸う息で背骨が「しっかり」と立って、伸び上がっていく。

この呼吸のゆらぎに身を任せる感覚がつかめると、姿勢が崩れることは少なくなっていきます。日頃から、呼吸のゆらぎを意識してみてください。

慣れてきたら、フレーズをつぶやかなくても、意識を向けるだけでOKです。

また、魔法のフレーズ⑩は、1つで「ふんわり」と「しっかり」の両方を実現できる**万能薬のようなフレーズ**ですから、①〜⑨をある程度マスターした段階で、⑩を中心に据えていくのもよいでしょう。

「どうも疲れがたまっているなぁ」

「ものすごい不安やプレッシャーを感じているなぁ」

「1日も早く姿勢をよくしていきたいなぁ」

そんなあなたには、102ページでご紹介した「おじぎ呼吸」おすすめします。

「おじぎ呼吸」は、悪い姿勢が芯まで染みついてしまった方が、その悪いクセを取り

除いていくために、とても有効なエクササイズです。うまく活用してみてください。

シチュエーション別
魔法のフレーズ活用法

以上を踏まえて、シチュエーション別の使いこなし法をお伝えしましょう。

誰にでも、緊張、不安、イライラ、怒りなどで心身のコンディションが乱れることがあります。そういうときこそ、体をかためて、姿勢も崩れていたりするものです。

そんな「ここぞ」というときこそ、魔法のフレーズでかたい所をゆらがせて、力を抜いてほしいのです。

これからいくつかのケースを挙げていきますので、ぜひ実践してみてください。

1 プレゼンや面接前の「ド緊張状態」もスッと落ち着く

緊張をほぐすのは「魔法のフレーズ」の得意ワザです。

たとえば、重要なプレゼンの直前に、めちゃくちゃ緊張していたとしましょう。「ど、どうしよう……失敗しないでできるかな」という不安や焦りがあると、体がこわばったり、手が震えたり、声が上ずったりしてしまいがちですよね。

しかし、そういうときも魔法のフレーズをとなえて、ゆらぎを呼び込めば、心身の緊張をスッと落ち着かせることができるのです。

プレゼンの最中でも、あらかじめ決めておいたフレーズを1つとなえれば、小さなリカバリーを積み重ねていくことができます。

緊張やかたさをとって、「いつもの自分らしさ」を取り戻すのに魔法のフレーズはもってこい。姿勢がスッとしてくれれば、好印象も間違いなしです。

大切な面接や試験の前にも、ぜひ活用してみてください。

緊張してあがると、呼吸が窮屈になり、足がすくむので、そこにアプローチするフレーズをおすすめします。

おすすめのフレーズ：❻、❾

2 イライラしているときに平静さを取り戻す

スーパーでレジ待ちの行列がなかなか進まずイライラしているとき、魔法のフレーズをとなえてみましょう。

時間に余裕もある待ち時間は、1～10すべてとなえるのに最適です。心も体もゆるやかにほぐれて、スッとイライラを収めることができます。

他にも、上司に怒られて落ち込んだとき、恋人やパートナーとケンカしてイラ立っているとき、仕事の失敗続きでしょげているとき……。魔法のフレーズをとなえれば、いつもの自分の平静さを取り戻せることでしょう。

イライラや怒りに発展するとき、肩をいからせたり、お腹に苦い不快感が生じたりしますので、そこにアプローチするフレーズをおすすめします。

おすすめのフレーズ：5、8

3 押しつぶされそうな不安や後悔を切り離す

未来のことを考えると、眠れないくらいに不安になってくる……。過去の失敗のことばかり考えてしまう……。

不安や後悔に押しつぶされてしまいそうなとき、そのネガティブな感情を切り離すのにも魔法のフレーズは大いに役立ちます。

魔法のフレーズは、「いま、ここ」の自分を取り戻すメソッドとも言えます。

ゆらぎや体、そして呼吸に意識を傾けていると、頭を占拠している未来や過去の考えを切り離し、「いま、ここ」に立ち返ってくることができるのです。

ゆらぎも呼吸も体も、常に「いま、ここ」の自分と共にあるもの。私たちは、日々そこに立ち返ることで、本来の自分、自然に生きる自分の姿を取り戻すことができるのです。これに関しては、また後の章で改めて述べます。

不安や後悔は、体を縮めて内側に押し下げるので、体や意識を広げていくことにつながるフレーズをおすすめします。

おすすめのフレーズ：7、10

4 爆発しそうな怒りをクールダウンさせる

上司から責任を押しつけられて怒りが込み上げてきたとき、仕事が遅い部下にイライラが爆発しそうになったとき、パートナーとケンカしそうになったとき、ネットでの誹謗中傷に怒りが湧いてきたとき……。

そんなときも「魔法のフレーズ」をとなえてみてはいかがでしょうか。

余裕がないシーンですので、事前に決めておいたフレーズか、そのときにパッと思いついたフレーズをとなえます。

もしその場を離れることができるなら、トイレや外などで1〜10すべて、もしくは姿勢の急所をダイレクトに解放する1 2だけでも、となえるとよいでしょう。

魔法のフレーズは、アンガーマネジメントにも応用できます。自分の怒りを収めるのはもちろん、怒っている相手をうまくいなして、冷静に対処することも可能です。

魔法のフレーズによって、体をかためずにいられるようになると、「いつでも冷静な自分を取り戻せる」という自信がついてきます。**一触即発の緊張状態になっても、余裕を持って「ケンカの土俵に上がらない」ことができるようになる**のです。

怒りが爆発しそうなとき、上半身がつり上がり、足が浮き立つので、それらを鎮めていくフレーズをおすすめします。

おすすめのフレーズ：⑤、⑨

このように、「魔法のフレーズ」を使いこなせるようになると、ただ姿勢がよくなるだけでなく、これからのみなさんの人生に大きなプラスになっていきます。

「気がついたら、力を抜いているのが当たり前になっていた」

そんな状態を目指して、毎日少しずつこの感覚を伸ばしてみてくださいね。

エピソード 3

姿勢も不調も改善！
特命理学療法士大橋しん

歩けないほどの腰痛が改善し、ねこ背も治って「普通の生活」を送れるようになりました

私は重度の腰椎分離症・分離すべり症です。中学生の頃、盲腸手術をきっかけにひどい症状に見舞われるようになり、歩くのも座るのもほんの数分しか持たなくなったのです。学校の授業は多くの人の助けを借りながら、教室の後ろで寝た姿勢で受けていました。

それから、およそ20年。どうにか治したいという一心で各地の病院を転々としましたが、どこもムダ足。東京の著名な大学病院にも行ったのですが、結局治すことはできませんでした。いいかげん絶望しかけていた頃、ある人の紹介で大橋先生のセッションを受けることになりました。

すると、私の体に変化が起こり始めたのです。体が軽くなり、いままで感じたことのないような安堵感があって、腰の痛みやしびれなどの症状が徐々に引き始めていきました。ずっと気にしてきたねこ背も改善しましたし、これまで母の付き添いがないと何もできなかったのが、1時間連続して歩けるようになり、自分で車を運転して移動できるようにもなりました。

いま、私は母の仕事を手伝い、家事なども手伝いながら、ほとんど普通の人と変わらない生活を送れるようになってきました。本当に、大橋先生には、どんなに感謝してもしきれません。

―― Mさん（42歳・事務職）

第4章

お悩み別
健康と美容の
うれしい
効果

血流、自律神経、呼吸……体のすべてが整ってくる

先にも述べたように、私は長年クリニックに務め、「特命理学療法士」として数々の難治性の患者さんの病気回復に付き添ってきました。「アレクサンダー・テクニーク」「理学療法」「呼吸」——これを3本柱として、大学病院でさえさじを投げたような難しいケースの方々を回復させてきたわけです。

独立した後は、レッスンスタジオを開設。姿勢をよくしたい方々や体調不良や病気から回復したい方々のために、数多くのセッションを行ってきました。

こうした経験を重ねてきて痛感させられたのは、**姿勢の悪さがいかに多くの不調や病気を引き起こしているか**、ということです。8割方は姿勢が原因だと言っても、言いすぎではないと思います。

姿勢の問題を治すことで、本当にたくさんの方々が不調や病気から回復していきました。逆に言えば、姿勢の問題に対してアプローチしていくことは、私たち人間が不

調や病気になる根本原因を取り除くことでもあるのです。

この章では、呼吸や姿勢・動作を「本来あるべき姿」に戻していくことで、いかに多くのトラブルを解決していけるかについて述べていきましょう。

1 疲れが翌日に残りにくい、疲れにくい体に変わる

ねこ背などの悪い姿勢は、「疲れをためやすい姿勢」でもあります。

きっと、思い当たるみなさんも多いでしょう。朝、昨日の疲れが残っていて体がずっしりと重だるくはないですか？　同じくらいの歳の人と比べて、自分は早く疲れてしまうし、疲れが抜けるのも遅いと思っていませんか？　毎日、疲れが貼りついたような顔をしているのが当たり前になってはいませんか？

姿勢が改善するだけで、こうした疲労感がなくなっていくケースが多いのです。

魔法のフレーズで、こりやこわばりなどの筋緊張がとれれば、立ったり歩いたりの姿勢や動作をラクに行えるようになります。

それに、**姿勢がよくなると、肺や肝臓、胃、腸などの圧迫がとれ、各内臓の血行が**

よくなってスムーズに働くようになります。エネルギー代謝がうまく回るようになり、疲れが残らなくなっていくのです。

次第に疲れにくい体に変わっていき、1日の疲れを翌日に持ち越さなくなっていきます。朝起きたときの体の軽さやすっきり感が違ってくるはずです。

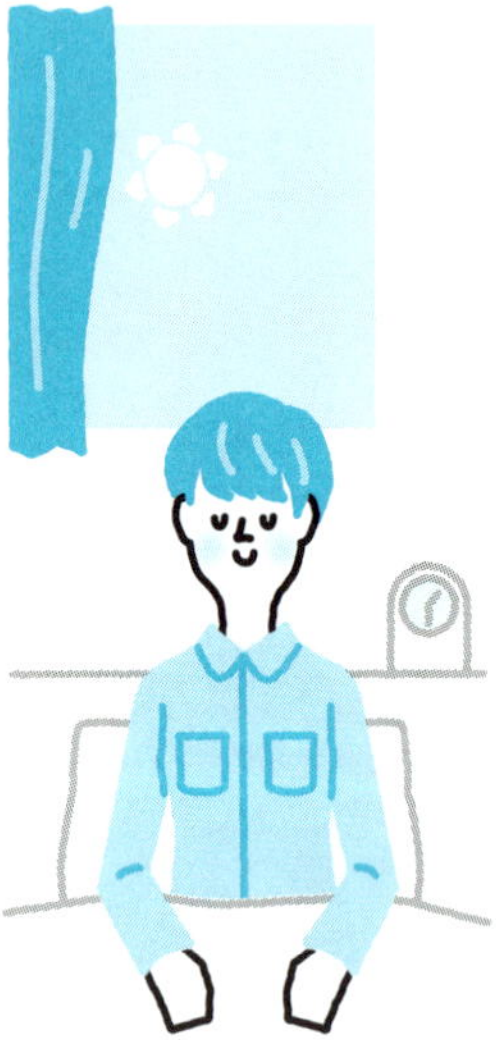

おすすめは、疲れが残りやすい頭や目をすっきりさせたり、呼吸を深くするアプローチのフレーズです。

おすすめのフレーズ：1、3、10

2　腰、肩、首、ひざ……関節のトラブルがすっきり解消

腰痛、肩こり、首痛、ひざ痛――これらの関節トラブルは、元をたどればすべて「姿勢の悪化による荷重バランスの崩れが原因」と言っても過言ではありません。

頭や上体が前傾すると、その重みが首、肩、腰、ひざなどの関節にのしかかります。その過重な負担に耐えきれず、首、肩、腰、ひざなどの各関節が次第に痛みという悲鳴を上げるようになっていくのです。

姿勢の改善は荷重バランスを整え、各関節への圧迫を軽減して、腰痛、肩こり、首痛、ひざ痛などの解消へとつながります。実際に、「姿勢の改善によって長年の関節の痛みから解放された」というケースを、私は幾度となく見てきました。

それに、関節の歯車が痛みなくスムーズに回り出せば、ぎくしゃくとしていた体の動きもなめらかになります。それまで行けなかったところに行けたり、あきらめていたことにチャレンジできるようになります。体や関節がよく動くようになると、人は自然に行動範囲を広げて、生活を充実させていくものなのです。

おすすめは、体の重みを取り除いて、軽くするアプローチのフレーズです。

おすすめのフレーズ：4、5、8

3 うつ病やうつ傾向からもスムーズに脱出

さまざまな世代で、うつ病やうつ傾向になる人が増えています。

うつ病の人の体は、実はものすごくこわばってガチガチに緊張していることをご存じでしょうか。

一見、生気なく虚脱しているように見えても、体はSOSを発しています。心と体は表裏一体。うつ病など心の不調は、てきめんに体の緊張に現われるのです。

逆に言えば、姿勢や動作を正して体の筋緊張をとってあげると、心にのしかかっていた無理な負担や緊張が軽減して、うつ病などの症状が和らいでいくケースが多いのです。不機嫌だった患者さんも、帰り際には笑顔を見せてくれたりします。

心の不調には、体の緊張からアプローチしていくのが有効です。

私はクリニックに勤務していた頃、この手法でたくさんのうつ病の患者さんを回復させてきました。

特にカウンセリングやストレスケアは何もやっていないのですが、抗うつ薬を減らせるようになったり、薬も不要になって仕事に復帰していったり……本当に、精神科や心療内科の医師が「いったいどういう治療をしたんですか？」といぶかしがるくらいに回復していく人が多いのです。

うつ病と同様に、心身症、不安障害、摂食障害などでも、体の緊張をとるアプローチが奏功したケースも少なくありません。

落ち込んで悲しくなったときも、魔法のフレーズで早めに緊張を解きほぐしていけば、深みにハマることなく、ごく浅い段階で脱出できるでしょう。

おすすめは、自分の内側に向いていた注意を外へ広く開いたり、体の全体性を感じさせる方向性をもつフレーズです。

おすすめのフレーズ：2、7、10

4 呼吸が深くゆったりして呼吸器系トラブルが解消

姿勢がよくなるということは、呼吸がラクになるということでもあります。胸郭が広がり、肺を胸いっぱいに伸縮させて深い呼吸ができるようになるのです。

これまで浅い呼吸で息苦しさや息切れを感じていたような人は、ケタ違いのレベルで呼吸がラクになることでしょう。

ふんだんに酸素を取り入れられるようになるため、バスに乗り遅れそうで急いで走ったり、駅の階段を急いで上ったりしても息切れをしづらくなると思います。

ぜんそくなど呼吸器系の病気がある人は、大きな恩恵が得られます。救急病院に勤めていた頃、呼吸機能が衰えた患者さんの姿勢にアプローチすることで、その患者さんの飽和酸素濃度（どれくらい酸素を取り入れられているかの指標）を大きく引き上げて、担当医から驚かれたことがありました。

おすすめは、呼吸器である口や喉、肺への働きかけを行うフレーズです。

おすすめのフレーズ：4、6

5 血圧が安定して脳血管・心臓血管系疾患を予防

人の体は、筋緊張があると交感神経が刺激され、血管が収縮して血圧が上昇するようにできています。無意識に筋肉を緊張させている人は、高血圧になりがちです。一方、筋緊張がとれたリラックス状態だと、副交感神経が刺激され、血管が拡張して血圧も安定していきます。すなわち、**「体の無意識の緊張をとる」ことが、その人の血圧を下げ、高血圧の解消へとつながっていく**わけです。

私はクリニック勤務時代、そうやって数えきれないほど多くの患者さんの血圧を安定させてきました。たとえば、「上が170、下が110」だった患者さんが「上が120、下が90」で安定したケースはザラにあります。また、私が治療に介入したことで、降圧剤の薬が不要になった患者さんもたくさんいます。

高血圧は動脈硬化、脳卒中、脳梗塞、心筋梗塞といった怖い病気の原因となります。でも、魔法のフレーズで緊張をとり、日々血圧を安定させていけば、これらの病気のリスクを減らすことも可能です。
おすすめは、呼吸を深くしていくアプローチのフレーズです。

おすすめのフレーズ：6、10

6 免疫力がアップし、感染症にかかりづらくなる

新型コロナウイルス（COVID-19）は、私たちの生活に大きな打撃を与えました。おそらく、日本中・世界中の誰もが体の免疫力を高めておく必要性を痛感したのではないでしょうか。

ウイルスや病原菌につけ入る隙を与えないためには、呼吸、自律神経、血圧、血流、内分泌などを安定させることが必要です。体の基本機能が安定してこそ、ウイルスや病原菌を撃退する免疫機能は本来の力を発揮するものなのです。

魔法のフレーズをとなえて姿勢が「ふんわり」「しっかり」してくると、**血液やリンパの流れがよくなり、代謝が改善**していきます。その結果、**感染症に対する体の防**

衛力を底上げしていくことも十分に可能です。

おすすめは、ばい菌の侵入口である口と呼吸器にアプローチするフレーズです。

おすすめのフレーズ：④、⑥

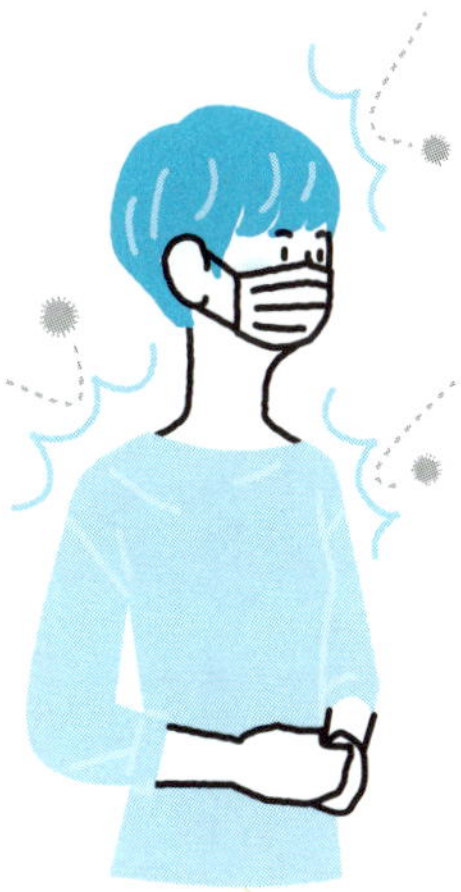

7　頭痛、便秘、冷え、肌荒れ、むくみなど不調が改善

ねこ背などの姿勢の悪さは、さまざまな不調や不定愁訴の原因となっていることが

少なくありません。

たとえば緊張性頭痛の主な原因は、頭が前に出て首の後ろの筋肉が緊張することです。姿勢の悪化による筋緊張は、肩、背中、腰などにこりやハリをもたらします。

また、吐き気、食欲不振、便秘など胃腸の不調も姿勢の悪さによる内臓圧迫が影響している可能性があります。冷え、むくみ、肌荒れなども、筋緊張によって血管が収縮し、末梢の血行が悪くなるのが影響していると考えられます。

自律神経のバランスが崩れると、痛みをキャッチしやすくなるので、こうした不調や不定愁訴はさらに悪化します。

自律神経バランスが偏ることで、心身がコントロール不能状態に陥り、同時多発的に不調やトラブルが発生する「自律神経失調症」もよく知られています。

注意していただきたいのは、**ふだんから筋緊張が続いていると、自律神経のバランスが崩れやすくなる**という点です。

自律神経には「緊張モードの交感神経」と「リラックスモードの副交感神経」とがあります。この2つがバランスよく保たれていればいいのですが、ストレスや緊張するシーンの多い現代の生活ではなかなかそうはいきません。

もし、仕事、家事、育児、人間関係などでいつも心身を緊張させていれば、自律神経も緊張モードの交感神経に傾きっぱなしになってしまうでしょう。みなさんの中にも「緊張しっぱなし」の方が多いと思いますが、この状態が長く続くと、いずれ自律神経が悲鳴を上げて心身が不調だらけになってしまいます。

でも、日々魔法のフレーズをとなえていれば、その時その場所で心身の緊張をほぐして、乱れた自律神経を整えて、不調を未然に防ぐことが可能です。

おすすめは、血液やリンパの流れが滞りがちな、肩と首のラインや骨盤にアプローチするフレーズです。

おすすめのフレーズ：5、7

8　ぽっこりお腹が自然に引っ込んでいく

姿勢の悪さは、実は「お腹の出具合」にも大きく影響しています。

ねこ背の場合、いつも頭や上体を前へ出していると全身の荷重バランスが崩れ、体の筋肉が「力が入っている部分（＝肩や背中など）」と「力が入っていない部分（＝お腹など）」に分かれてしまいます。

「力が入っていない部分（＝お腹）」の筋肉がだんだんたるんできて、それが歳とともに「ぽっこりと出たお腹」となって目立ってくるわけですね。

魔法のフレーズで姿勢を改善すると、全身の荷重バランスが整い、お腹、お尻、太ももなどの「力が入るべき筋肉」にちゃんと力が入るようになるのです。すると、お腹やお尻などが自然に引き締まってくるようになります。

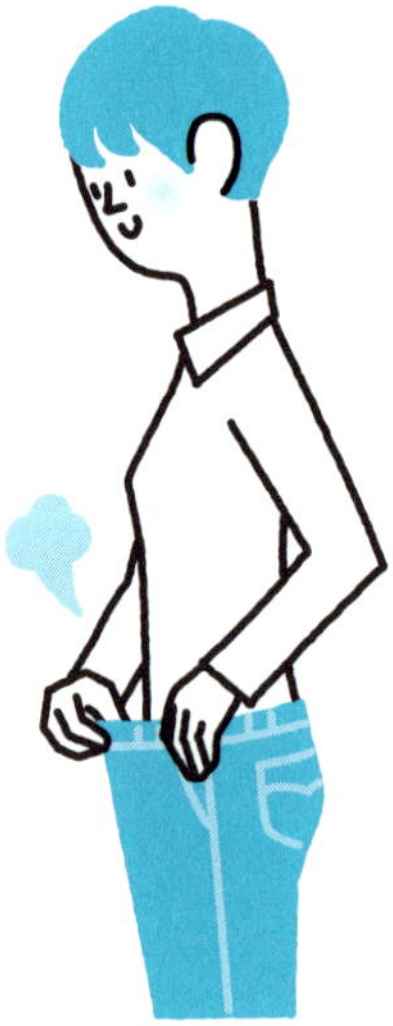

当然、すっきりとやせて見えるようになり、全体の体つきもスラッとした美しいシ

ルエットへと変わっていくのです。

それに、姿勢がよくなって心身の緊張やストレスから解放されると、自然に食べ過ぎが抑えられて、適正な量の食事を摂れるようになります。体がスムーズに動くようになるため、自然に体が動いて運動量が増えるようにもなってきます。

姿勢を整えるだけで、体重や体つきもどんどん「本来あるべきベストな姿」に近づいていくのです。

おすすめは、インナーマッスルに働きかけ、中心から整えていけるフレーズです。

おすすめのフレーズ：②、⑦

9 自然な美しさや若々しさが手に入る

姿勢が改善すると、女性は見違えるように美しくなります。

男性も、はつらつとした威厳が出てくるでしょう。まるで、しおれていた植物が元気を取り戻してスッと立つように、体のフォルムが美しくよみがえってくるのです。

姿勢がよくなると、自分に自信がつくのでしょう。堂々と行動するようになり、姿全体が凛とした感じになってきます。また、イスを立つ、あいさつをするなどのちょっとした行動もきびきびとして、若々しく見えるようになってきます。

それに、肌や髪のツヤやハリもよくなります。姿勢と呼吸が整うと、血行がよくなって新鮮な酸素や栄養がすみずみに行き渡るため、若さを取り戻したかのように肌は元気に、髪は豊かになってくるのです。

自律神経やホルモンのバランスもよくなるため、シワ、くすみ、カサつき、たるみといった美容上のトラブルも解消していくようになります。

表情や雰囲気の変化も見逃せません。

姿勢がよくなって心身の緊張がほぐれると、おだやかな顔、やさしい顔になってくる方が非常に多いのです。顔の筋肉が緊張していると際立ちやすい「ほうれい線」も、あまり目立たなくなるようです。

イラついていると眉間にシワを寄せて険しい表情をしているものですが、**表情がすっかりゆるんで、その人の雰囲気に「余裕」が出てくる**ようになります。そういう「余裕」こそが、自然な美しさや若々しさの正体なのだと、私は思っています。

このようにさまざまな要素が働いて、美容や健康の力が底上げされるように、美しく若々しくなっていく方が多いのです。

お悩みの部位ごとに、フレーズをおすすめしておきます。

おすすめのフレーズ：顔❶、❸、❹／体型❻、❼／むくみ❽、❾、❿

このように、姿勢が改善することで、ありとあらゆる「うれしい変化」が起こってきます。ぜひみなさんも、その効果のほどを体験してみてください。

次の最終章では、本書の「まとめ」として、姿勢や呼吸に対する私の考え方を述べさせていただきたいと思います。

エピソード

4

姿勢も不調も改善！
特命理学療法士大橋しん

女性の患者さんが次々にきれいになっていくのには、本当にびっくりしました

私は、以前大橋先生が勤めていたクリニックの院長です。大橋先生が「特命理学療法士」としてウチで活躍してくれていたときのエピソードをちょっとご紹介しましょう。

とにかく、驚かされたのは、先生の手にかかると、難しいケースの患者さん方が次々に回復していく点です。私の専門は整形外科なのですが、専門の私でもどうにもならないような腰痛の患者さんを事も無げに回復させていましたし、大きく背中が曲がってしまった患者さんも治していました。

中には、歩けなかった患者さんが筋トレもせずに回復していったケースもあります。それに、抗うつ薬を抜いていくのは精神科医でもかなり難しいことなのですが、それも大橋先生はいともたやすくやってのけていました。

ただ、それ以上に私がびっくりさせられていたのは、大橋先生のリハビリを受けた女性の患者さん方がみるみる美しくなっていったことです。どの方も姿勢がよくなり、自信と尊厳を回復させたような凛々しい顔になっていくのです。

先生独自のリハビリは、きっと外面的な変化だけでなく、内面的な変化ももたらすものなのでしょう。ぜひ、世の多くの女性のためにも、大橋先生には今後大いに活躍していただきたいと思っています。

―――― 市橋研一さん（市橋クリニック院長）

第5章

体を
かためない
頑張らない
生き方

毎日つくり笑顔ばかりで本当の笑顔を忘れていませんか

みなさん、「つくり笑顔」を浮かべることがありますよね。実際は沈んだ気持ちなのに、無理して笑顔を浮かべていると、目元や口角のあたりが引きつってヒクヒクすることはありませんか？

私には今年6歳になる息子がおりまして、世のお父さん方と同様、私も息子の写真をずっと撮り続けてきました。その中で気がついたことがあります。

生まれたての頃から1歳半ばくらいまでは、何の屈託もない天真爛漫な笑顔が撮れるのです。赤ん坊の頃は、周囲の反応とか周囲の評価とかをまったく気にすることなく、親に対して自然な「本当の笑顔」を向けてくれるんですね。

それが、2歳になる前あたりから言葉を話し始めるようになり、同時に「イヤイヤ期」が始まります。自分がなぜ嫌なのかを親に伝えようとするために、言葉の数が増えてくるんですね。言葉を話しつついろいろ行動を重ね、成功や失敗を繰り返しながら、どうすれば自分に得なのかを学んで考えるようになる。

そうすると、3歳くらいからだんだんつくり笑顔をすることを覚えて、かつての「本当の笑顔」を見せることが少なくなってくるのです。

さらに、5歳、6歳にもなると、カメラを向けると咄嗟にポーズつきで一丁前の笑顔を浮かべるようになってしまい、「蝶をはじめて捕まえたとき」とか「魚をはじめて釣ったとき」とか、うれしさが内から込み上げてくるようなときくらいしか「本当の笑顔」は見られなくなってきます。


私は、息子の笑顔の変化を見て、「そうか、**人間はこうやって成長とともに筋緊張に覆われていく**ものなんだな」と思ったものです。

ねこ背などの姿勢もこれと一緒です。生まれたときからねこ背の人はいません。

それが成長とともに社会の中でたくさんの「思考」や「言葉」を用いるようになり、損得勘定やストレスで少しずつ体が筋緊張に縛られていくようになる。いつしかその筋緊張に慣れてきてしまい、体の荷重バランスを崩し、「本来あるべき自然な姿勢」をどこかへ置き忘れてきたかのように、姿勢を悪化させてしまうわけです。

もっとも、「思考」や「言葉」が筋緊張やねこ背を引き起こす原因だったとしても、私たちは考えたり話すことから逃れられません。

私たちは、ついつい頭の中で「よけいなこと」を考えてしまいがちです。ぼんやりしているときになんとなく「嫌なこと」を思い浮かべてしまい、そのことを思い巡らしているうちにネガティブ思考にハマっていってしまう人も多いでしょう。

そういった「よけいな思考」は、私たちの心身に微妙な影響を与え、「よけいな筋緊張」を生み出しています。筋緊張は月日とともに積み重なり、いつの間にか私たちの体を「見えない緊張の縄」でがんじがらめに縛っていってしまうのです。

「よけいな思考」を断ち切って「いま・ここ」に立ち戻る

私は、「ついつい頭の中で考えてしまうよけいなこと」は、大きく4つに分かれると思っています。

1つめは「過去のこと」です。

これは、過去に失敗したり恥をかいたりした苦い経験を思い出して、「何であんなことをしちゃったんだろう」「あの時、ああすればよかった、こうすればよかった……」と後悔と自責のネガティブ思考にハマってしまうパターンです。起きてしまったことは変えられないというのに、「よけいな思考」にとらわれてしまうわけですね。

2つめは「未来のこと」です。

これは、暗い未来を想像して、不安や心配を募らせてしまうパターン。「コロナの影響で会社が潰れたらどうしよう」とか、「重い病気になって働けなくなったらどうしよう」とか……。まだ何も起きていない未来を心配しても仕方ありません。しかし、「よけいな思考」にとらわれると、どんどん悪い想像をふくらませてしまいます。

3つめは「自分のこと」です。

これは、「なんで自分はいつもこうなんだ」「だから自分はダメなんだ」などと、自分を卑下したり責めたりして追い込んでしまうパターン。他人から見るとささいな問題でも、劣等感や葛藤を抱えていると、ふとした時間にこういう「よけいな思考」が浮かんできてしまうのです。

4つめは「他人のこと」です。

これは、「どうして部長はいつも私のことだけを責めるんだ」「彼は自分に敵意を持っているに違いない」といった具合に、勝手な想像で他人を勘ぐってしまうパターン。他人の言動は自分ではどうにもなりません。それなのに、他人に対して敵意という「よけいな思考」をふくらませて、結果的に自分をみすみす悪い立場に追い込んでしまうのです。

逆に、人のことをうらやましく思い、嫉妬で心が乱されることもあるでしょう。

こういった「よけいな思考」がもたらす「よけいな筋緊張」から自分を解き放つ方法が、1つだけあります。

それが、**自然なゆらぎに身を任せること**です。

不安やプレッシャーを感じたときこそ、魔法のフレーズをとなえて自然なゆらぎを感じていく。これを繰り返していくことで、どんなに体をガチガチに緊張させてきた人でも、その緊張をゆるめ、「本来あるべき自然な姿」を取り戻すことができるのです。

それでも「よけいな思考」が静まらないようなら、呼吸に耳を澄ませてみましょう。

呼吸は常に「いま・ここ」にあります。いかなるときも自分から片時も離れず、寄り添ってくれている存在です。

「過去」「未来」「自分」「他人」に思い悩むのではなく、呼吸によって「いま・ここ」に立ち戻るのです。

どんなに心身が乱れたときも、息の出し入れに耳を澄ませば、呼吸とゆらぎが「いま、この瞬間、この場で生きている」ことを証明してくれます。

次の図のように、いつも真ん中にあるのは、「いま・ここ」である呼吸です。

上下左右の「4つのよけいな思考」にとらわれそうになったときも、真ん中の「いま・ここ」に立ち返ってくれれば、自然体の「本来あるべき自分」を取り戻せるのです。

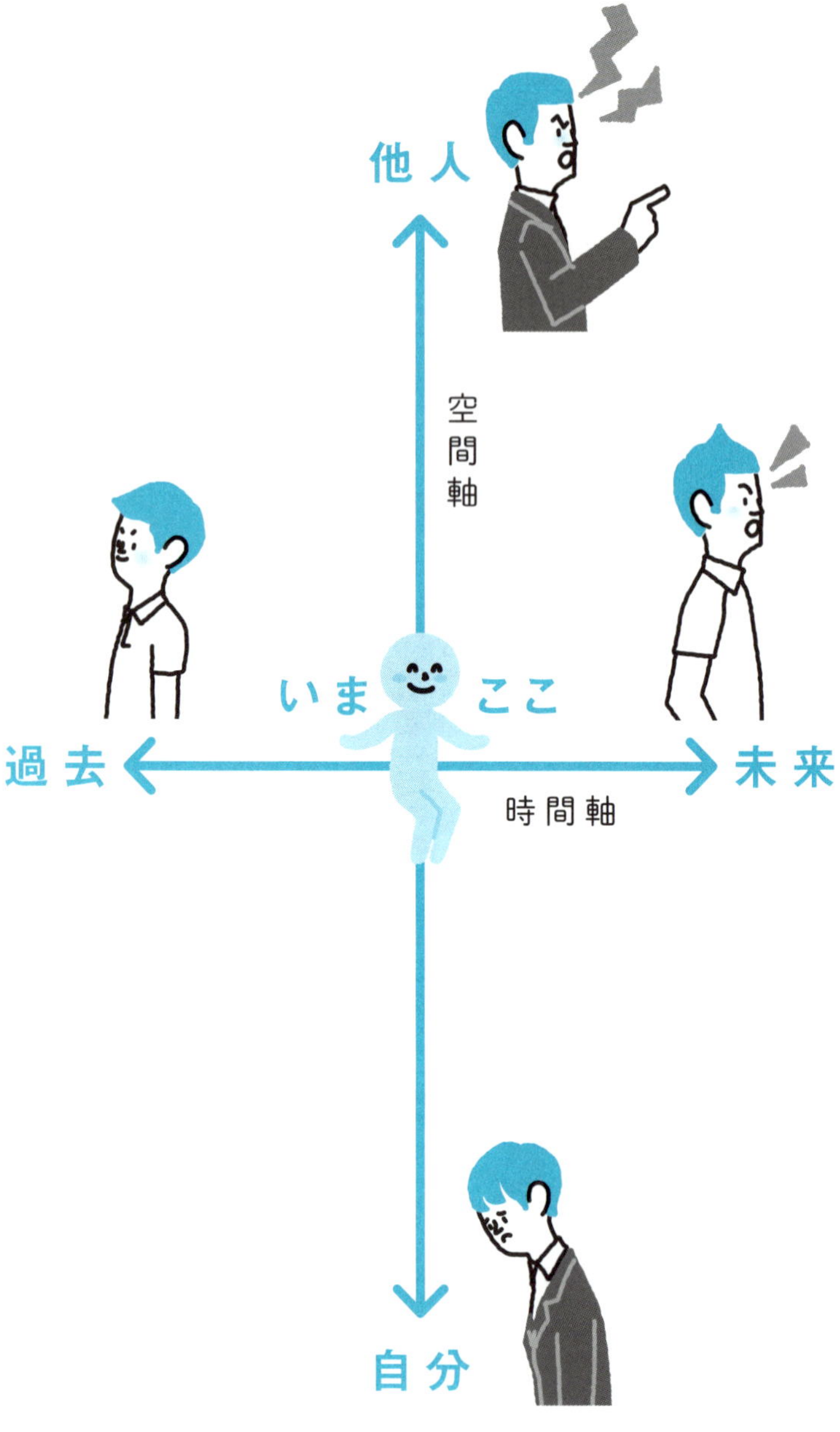
他人
空間軸
いま ここ
過去
未来
時間軸
自分

「正しさ」ではなく ラクさや心地よさに目を向けよう

私たちが「正しい」と思い込んでいるものには、逆に私たちを縛ってしまっていることが少なくありません。

一番典型的なのは、筋肉をかためた「気をつけ」の姿勢ですね。いままで正しいと思ってやってきたことの中に、落とし穴が潜んでいるようなものです。

でも、**「正しい」っていったい何なのでしょう**。

私たちはたいてい、子どもの頃から「正しいことを正しいやり方でしなさい」と言われて育ってきました。

だけど、それを信じきってしまうと、もしそれが間違っていた場合、「もう戻りようがない」「もう取り返しがつかない」ってことになっちゃいますよね。

それに、いまの時代は情報があまりに多すぎるし、正しいと見せかけたフェイク情報も蔓延していて、どれが正しいのか見分けがつかなくなっています。「どこかに正しさがある」「誰かが正しさを提示してくれる」というのは幻想にすぎません。

そもそも、正しさとは時と場合によりますし、時代によっても変わってきます。かつて大切にされていた「密なコミュニケーション」が、コロナ禍で避けられるようになってきたことも、1つの例だと思います。

私は、そんなに「正しさ」にとらわれる必要はないと思います。「正しさ」の型に自分を当てはめようとすると、あせりや緊張から自分を窮屈に縛ってしまい、かえって理想とはかけ離れてしまいます。

では、いったいどうすればいいのか。

私は、**「正しさ」ではなく、「ラクさ」「快適さ」「自然さ」など感覚の質を追い求めていくべき**だと思います。

つまり、何らかの答えを見つけたいなら、呼吸に耳を澄ませ、体の声に耳を傾けて、より快適なほう、より自然でラクそうなほうを選びなさいということ。私たちが「追い求めるべきもの」はいつも自分の体の中にあるのです。

体は、あなたが思っている以上に、何でも知っています。

だから、頭であれこれ考えるよりも、体の声が「こっちのほうがラクで快適そうだよ」とささやいているほうへ行くほうがいい。そのほうが、結果的にうまくいくことが多いのです。

そうすれば、姿勢も「しっかり」だけを求めて、「ふんわり」を犠牲にするということはなくなるでしょう。

私の場合、迷ったときは「どっちが正しいか」「どっちが得か」と頭で考えるよりも、呼吸や体の声にしたがって決めるようにしています。人生の重大な岐路に立たされたようなときも、私だったらまず魔法のフレーズや「おじぎ呼吸」で、心静かに呼吸と体に耳を傾けたうえで自分の進路を決めるでしょうね。

とにかく、別に「正しさ」にとらわれなくてもいい。人はもっとラクをしていいし、人はもっと自然であっていい。

よけいなことを考えず、呼吸や体のゆらぎに身を任せて、「こっちだよ」と手招きしているほうへ素直に向かっていけば、おのずと道は開けていくものなのです。

日々多くの方々の体に接していると、いつも感じることがあります。

それは、**「やはり人の体は、カチコチにかたまっているよりも、常に流れているほうが自然なんだな」ということ**です。

難治性の患者さんの筋肉は、まるで氷山のようにかたく冷たくなっていることも少なくありません。

しかし、筋緊張を少しずつ解いていくと、ガチガチの氷がとけ出し、体のあちこちに温かな小川の流れができるようになっていきます。すると、病状が回復へと向かっていくことが多いのです。

みなさんには、難治性の患者さんのように、つらい思いをしてほしくありません。だから、体をこりかためないでほしいのです。体は、かためるのではなく、「常に流れている」ような状態にであるべきです。

では、「常に流れている」にはどうすればいいのか。

私は、そのためにこそ、ゆらぎが必要なのだと思っています。

魔法のフレーズもおじぎ呼吸も、「流れ」やゆらぎを止めないためのメソッドです。

水の上に浮かぶ舟のゆらぎ、水の流れ、木の葉をゆらす風の流れ……そういうゆらぎや「流れ」を体の中に呼び起こし、自然な流れを取り戻していくためのメソッドだと言ってもいいかもしれません。

あれこれよけいなことを考えず、止まらず、かたまらず、自然の流れに身を任せていけば、その流れはみなさんをよりよい場所へと導いてくれます。そこは、無理に頑張ったり力んだりしなくても、自然体の自分で生きていけるところ。

みなさんはそこで「本来あるべき自然な自分」と出会い、自分らしい人生の幸せを見つけることができるはずです。

本書がその一助となれば、著者としてこれ以上の喜びはありません。

おわりに

「もう辛くて、オルガンを弾くのはやめようと思っているんです」

ある日、私にそう訴えかけた女性がいました。硬直した腕の痛みに耐えかねて訪ねて来られたのです。

彼女は毎週私のところに通われ、半年後、フランスのルルドで、世界遺産の教会にあるオルガンを演奏する夢を叶えました。

それを報告してくださったとき、彼女の姿勢は凛としたユリのように美しく、輝いて見えました。体の形の話ではなく、その人そのものの印象としてです。きっと今も専属の教会で弾き続けていると思います。

僕は医療の手から溢《こぼ》れた人々を見続けてきました。

さまざまな理由で僕のところへ流れ着き、思いの丈を吐露します。救われる当てのなかったことを、医療にも、そして僕にも期待していないことを。

僕はそんな人々の体に手を乗せ、体は何を訴えているのか、耳を澄ませます。体は体で言いたいことがあり、それはいつも筋緊張として現れています。

その望みを聴き、僕ができることを手伝います。怖くて目を開けられない子どもに、「大丈夫だから、目を開けてごらんよ、一緒にいるから」というような具合に。

自由にしていいことがわかると、体は天に向かって伸びて、花開いていきます。

それを見て他人は「姿勢がよくなった」と言うのです。


本当は、姿勢にこだわる必要なんてないと思っています。

緊張から解放されれば、体は勝手に望む方向へ行くので、姿勢はよくなっていく。条件さえそろえば、人は勝手に美しくなっていく。カギは、「こうしなきゃ」「これじゃダメだ」という、頭の支配から体を解き放つこと。そのためのヒントを満載したつもりです。この本が、あなたのこれからの人生の一助になれば幸いです。

大橋しん

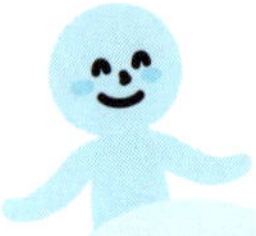

魔法《まほう》のフレーズをとなえるだけで姿勢《しせい》がよくなるすごい本《ほん》

2021年06月06日　第1刷発行
2021年08月30日　第6刷発行

著者　大橋しん
発行者　大山邦興
発行所　株式会社 飛鳥新社
〒101-0003 東京都千代田区一ツ橋2-4-3
光文恒産ビル
電話(営業)03-3263-7770(編集)03-3263-7773
http://www.asukashinsha.co.jp

ブックデザイン　岩永香穂(MOAI)
イラスト　安久津みどり
編集協力　高橋明
校正　入江佳代子

印刷・製本 中央精版印刷株式会社
落丁・乱丁の場合は送料当方負担でお取り替えいたします。
小社営業部宛にお送りください。

ISBN978-4-86410-802-7

編集担当　小林徹也